中医

特效处方大全

王建华 ◉ 主编

吉林科学技术出版社

图书在版编目（ＣＩＰ）数据

中医特效处方大全 / 王建华主编. -- 长春 ：吉林
科学技术出版社，2024.3
ISBN 978-7-5744-1159-3

Ⅰ. ①中… Ⅱ. ①王… Ⅲ. ①验方－汇编－中国
Ⅳ. ①R289.5

中国国家版本馆CIP数据核字(2024)第064611号

中医特效处方大全

ZHONGYI TEXIAO CHUFANG DAQUAN

主　　编　王建华
出 版 人　宛　霞
策划编辑　穆思蒙　张　超
全案策划　吕玉萍
责任编辑　王聪会
封面设计　韩海静
内文制作　壹品设计
幅面尺寸　160 mm×230 mm
字　　数　250千字
印　　张　14
印　　数　10001—310000册
版　　次　2024年4月第1版
印　　次　2024年8月第2次印刷
出　　版　吉林科学技术出版社
发　　行　吉林科学技术出版社
地　　址　长春市福祉大路5788号龙腾国际大厦A座
邮　　编　130118
发行部电话/传真　0431-81629398　81629530　81629531
　　　　　　　　　81629532　81629533　81629534
储运部电话　0431-86059116
编辑部电话　0431-81629517
印　　刷　德富泰（唐山）印务有限公司
书　　号　ISBN 978-7-5744-1159-3
定　　价　59.00元

前　言

　　中医学，作为中华文明的宝贵遗产，承载了我国几千年医药文化的智慧结晶。它不仅是一门源远流长的医学体系，更是一门综合性的健康与疾病管理理论。中医学之所以至今仍然熠熠生辉，归功于其独特的理论体系和丰富的实践经验。

　　中医学的历史可以追溯到数千年前，其根基深植于中国古代文化和哲学传统，如阴阳学说、五行学说、经络理论等，这些理论为中医学的核心构成奠定了基础。中医学认为，身体是一个有机的整体，健康的维护不仅仅是治疗病症，还包括平衡身体内部的各种元素。

　　当然，中医学不仅在国内受到重视，也在全球范围引起了广泛的兴趣。现代医学越来越关注慢性疾病、心理健康和健康维护，使得中医学的独特理论和实践方法备受认可。越来越多的国家将中医学纳入其医疗体系，不仅证实了中医学的价值，也为中医学的国际化发展提供了更广泛的机会。

中医学的精髓在于它不仅能够用于治病，还能够维护人们的健康，这正是其独特魅力所在。本书汇集了近现代名医经验之精华，总结了常见疾病的经典名方、验方，以突出中医学的特色和实用性为出发点，收录了近现代名老中医验方共270余个，包括外科、内科、妇科、男科、儿科、皮肤科、骨伤科、五官科等多个临床学科的特效处方。

本书在每一种常见病、多发病之下，还分别列出了"处方、制法、功效、方解"四项内容，条分缕析，井然有序，使读者能够系统地理解和应用这些特效处方。更值得一提的是，本书所选用的每一条处方均经过反复验证，具有显著的疗效和安全性，临床实用价值也很高。

本书不仅适合基层医学工作者，还适合中医养生爱好者、大中专医学院校的师生进行参考和查阅，更适合家庭使用。由于中医中药的理论和实践非常复杂，而且涉及中、西医结合的治疗体系，因此，本书在介绍方剂的过程中可能会有一些不足之处，希望广大读者和专家们提出宝贵的意见和建议，以促进中医学的传承和发展。

本书的编撰初衷旨在总结并传承中医学在临床实践中的宝贵经验，为广大医学工作者和中医爱好者提供一份有益的参考资料。愿本书能够成为您在中医学习和实践过程中的得力助手，也愿我们共同努力，将中医这一博大精深的文化传统发扬光大，造福于人类的健康事业。

目 录

第一章 外科疾病

第二章 内科疾病

第三章　妇科疾病

第四章　男科疾病

第五章　儿科疾病

第六章　皮肤科疾病

第七章　骨伤科疾病

第八章　五官科疾病

第一章　外科疾病

第一节　疮疡

疔疮，是中医特有的外科病名，可发于任何季节、任何年龄，其病位多见于颜面、四肢等部位。局部表现为红、肿、热、痛，呈小结节，并逐渐增大，呈锥形隆起。继而中央变软，出现白色小脓栓。病势急剧时，容易造成毒邪走散蔓延，具有一定的危险性。

在西医临床中，此病主要包括四类：一是发于颜面部的疔，相当于西医学的颜面部疖、痈等；二是发于手足部的疔，相当于手、足部的急性化脓性感染；三是发于手足部的感染，相当于急性淋巴管炎；四是发于下肢，腐烂甚巨的烂疔，相当于现代医学所称的气性坏疽。

知柏解毒汤

处方

黄柏4克，知母、牡丹皮各6克，金银花、连翘、元参、带皮茯苓、薏苡仁各12克。

制法

水煎服, 每日 1 剂, 日服 2 次。

功效

清热利湿, 凉血解毒。

方解

方中的知母、黄柏以泻下焦之湿热而降火为主, 元参、牡丹皮凉血解毒为辅, 金银花、连翘清热解毒为佐, 又以带皮茯苓、薏苡仁利湿为使, 使火降热退而湿去, 则毒邪得解, 其病可愈。

黄连解毒汤

处方

黄连、栀子各 9 克, 黄柏、黄芩各 6 克。

制法

水煎服, 每日 1 剂。

功效

泻火解毒。

方解

方中的黄连入上焦以清泻心火, 为君药; 黄芩清上焦之火, 黄柏泻下焦之火, 为佐药; 栀子清泻三焦, 导热下行, 用为佐使药。四药合用, 共奏泻火解毒之功。

五味消毒饮

处方

金银花 30 克, 野菊花、蒲公英、紫花地丁、紫背天葵子各 12 克。

制法

水煎, 加酒 1～2 勺和服, 每日 1 剂。药渣可捣烂敷患部。

功效

清热解毒, 消散疔疮。

方解

方中的金银花既清热解毒, 又消散痈疮; 紫花地丁、紫背天葵子、野菊花、蒲公英均有清热解毒之功。诸药合用, 清热解毒之力尤强。

五味消毒饮合透脓散

处方

金银花 30 克, 野菊花、蒲公英、紫花地丁、紫背天葵子、生黄芪各 12 克, 当归 6 克, 川芎 9 克, 穿山甲（鳖甲替代）3 克, 皂角刺 5 克。

制法

水煎后, 加酒 1～2 勺和服, 每日 1 剂, 药渣可捣烂敷患部。

功效

清热解毒, 消散疔疮, 托毒溃脓。

方解

方中的金银花清热解毒, 消散痈肿; 紫花地丁、紫背天葵子、野菊花、蒲公英均有清热解毒之功,诸药合用,清热解毒之力尤强;生黄芪大补元气,排脓托毒;当归、川芎养血活血;穿山甲(鳖甲替代)、皂角刺善穿透消散,软坚溃脓,直达病所。加酒少量通行血脉以助药效。

疖疮

疖疮,是一种化脓性毛囊及毛囊深部周围组织的感染。易感因素主要包括长期携带金黄色葡萄球菌、糖尿病、肥胖、不良的卫生习惯,以及免疫缺陷。此病发生在夏、秋之间称为"暑疖",发生于其他季节者则称为"疖"。

此病病发初期,局部会出现红、肿、痛的小结节,以后逐渐肿大,呈锥形隆起。数日后,结节中央因组织坏死而变软,出现黄白色小脓栓,红、肿、痛的范围会扩大。再经过数日后,脓栓脱落,排出脓液,炎症会逐渐消失而痊愈。

五神汤

处方

金银花 90 克,紫花地丁、茯苓、车前子各 30 克,牛膝 15 克。

制法

水煎服,每日 1 剂。

功效

清热解毒,分利湿热。

方解

方中的金银花、紫花地丁清热解毒，消散痈肿；茯苓、车前子清热渗湿；牛膝活血祛瘀，利尿通淋，引邪热下行。诸药合用，共奏清热解毒、分利湿热之功。

透脓散

处方

生黄芪 12 克，当归 6 克，川芎 9 克，炒穿山甲 3 克（鳖甲替代），皂角刺 5 克。

制法

水（或加酒少许）煎服，每日 1 剂。

功效

托毒溃脓，补益气血。

方解

方中的生黄芪大补元气，托毒外泄；当归、川芎养血活血；炒穿山甲（鳖甲替代）、皂角刺善穿透消散，软坚溃脓，直达病所。加酒少量通行血脉以助药效。

防风通圣散

处方

防风、连翘、麻黄、大黄酒、芒硝、薄荷叶、川芎、当归、白芍（炒）各 6 克，白术、荆芥、栀子各 3 克，黄芩、石膏、桔梗各 12 克，甘草 10

克,滑石20克。

制法

上为末,每次取6克,水一大盏,加生姜3片,水煎至6分,温服。

功效

疏风解表,泻热通便。

方解

方中的麻黄、防风、荆芥、薄荷叶发汗散邪,疏风解表,使表邪从汗而解;黄芩、石膏清泄肺胃;连翘、桔梗清宣上焦,解毒利咽;栀子、滑石清热利湿,引热自小便出;芒硝、大黄泻热通腑,使结热从大便出。四药相伍,使里热从二便分消。火热之邪,易灼血耗气,故用当归、白芍、川芎养血和血,白术、甘草健脾和中。煎加生姜和胃助运。诸药配伍,使发汗不伤表,清下不伤里,共奏疏风解表、泻热通便之功。

加味防风通圣散

处方

防风、连翘、栀子(炒黑)、麻黄、大黄(酒蒸)、薄荷、芒硝、川芎、当归、白芍(炒)各6克,白术、荆芥各3克,黄芩、石膏、桔梗、生地黄、玄参、天冬、麦冬各12克,甘草10克,滑石20克。

制法

为末,每次6克,加生姜3片,水煎温服。

功效

疏风解表, 养阴清热。

方解

方中的各药材除上述作用之外, 又加了生地黄清热养阴生津; 玄参滋阴润燥; 天冬辅助生地黄养阴生津、益气; 麦冬可除内热消渴, 使养阴清热之功更甚。

痤 疮

痤疮, 又名粉刺、青春痘、暗疮, 是毛囊皮脂腺单位的一种慢性炎性皮肤病, 好发于青少年。临床表现多发于颜面, 亦见于上胸及背部。初起时为毛囊口有黑头或白头粉刺, 状如丘疹, 周围色赤, 用手挤压, 有米粒样白色粉汁。有时顶部有小脓疱, 有时会形成脂瘤或疖肿。

此病的发生与皮脂分泌过多、毛囊皮脂腺导管堵塞、细菌感染和炎症反应等因素密切相关。多因过食酒肉、肺胃积热上蕴、气血凝滞、血郁痰结所致。一般情况下, 痤疮会自然消失, 愈后不会留下瘢痕。个别症状严重者, 可能会呈橘皮脸或留下小瘢痕。

消痤汤

处方

知母、黄柏、生地黄各12克, 女贞子、墨旱莲各20克, 鱼腥草30

克,连翘、丹参、生山楂各 15 克,甘草 6 克。

制法

每日 1 剂,水煎,早晚分服,10 天为 1 个疗程。

功效

滋阴泻火,凉血解毒。

方解

方中的知母、黄柏、女贞子、墨旱莲滋阴泻火,解毒;鱼腥草、连翘清热解毒;生地黄、丹参、生山楂凉血化瘀,清热;甘草解毒清热,调和诸药。

痤疮汤

处方

蒲公英、大青叶各 60 克,连翘、天花粉各 20 克,乌梢蛇 12 克,生薏苡仁 30 克,桑枝 15 克。

制法

每日 1 剂,日服 2 次,早晚分服。

功效

清热解毒,祛风除湿。

方解

方中的蒲公英、大青叶清热解毒;连翘发散表面邪气;天花粉凉血养阴;乌梢蛇祛风除湿;生薏苡仁利湿排脓;桑枝引经走上。诸药合用,可清热除湿。

凉血消痤饮

处方

金银花、蒲公英各 20 克, 白芷、黄芩、黄柏、栀子、知母、苍术、甘草各 9 克, 生地黄、丹参、陈皮、紫草、牡丹皮各 15 克。

制法

水煎服, 每日 1 剂。水煎 2 遍, 滤液混合约 500 毫升, 每次 250 毫升, 早晚分服。1 个月为 1 个疗程。

功效

清热解毒, 凉血活血。

方解

方中的金银花、黄芩、丹参清热解毒, 清热燥湿、活血祛瘀, 为君药; 蒲公英、黄柏、栀子清热解毒, 紫草、生地黄、牡丹皮凉血活血, 共为臣药; 陈皮、白芷、苍术健脾和胃、燥湿消肿, 知母泻火滋阴, 共为佐药; 甘草解毒, 调和诸药, 为使药。

三花三皮汤

处方

金银花、槐花各 15 ~ 30 克, 野菊花、桑白皮、地骨皮、牡丹皮、生地黄、赤芍、丹参各 15 克, 甘草 6 克。

制法

每日 1 剂, 水煎服, 14 天为 1 个疗程。

功效

清肺散风, 凉血解毒, 消肿退斑。

方解

方中以金银花、野菊花、槐花为君药, 三花甘寒入肺、胃、肝经, 质轻易升浮, 清热解毒, 凉血消肿。桑白皮、地骨皮、牡丹皮为臣药, 入肺、肝、肾三经, 清肺凉血, 散风, 其中, 地骨皮退虚热、泻虚火, 地骨皮还有抗过敏作用, 配桑白皮散表之风热, 泻肺经积热。生地黄、赤芍、丹参入心、肺、肝经, 为佐药, 有滋阴降火、活血祛瘀的作用。

滋阴清肝消痤汤

处方

女贞子、墨旱莲、鱼腥草各 20 克, 柴胡、郁金、生地黄各 15 克, 丹参 30 克, 甘草 5 克。

制法

水煎服, 每日 1 剂。

功效

滋阴清肝, 凉血解毒。

方解

方中的女贞子甘苦清凉, 滋阴养肝; 墨旱莲甘酸微寒, 养阴凉血, 两药共奏滋阴清肝之功, 是为君药。柴胡、郁金辛寒, 可疏肝清热, 凉血, 助女贞子、墨旱莲清泻肝肾之虚火, 是为臣药。丹参、生地黄凉血清热，解毒；鱼腥草清肺解毒，是为佐药。甘草调和诸药并能清热解毒，是为使药。

第二节　外伤病

烧伤

　　烧伤，是由火焰、灼热气体、液体或固体、电与放射线或化学物质作用于人体所引起的一种损伤。中医学认为，此病属于"火烧伤"范畴，多由火热灼伤肌肤，损及气血、阴液所致。根据烧伤深度可以分为Ⅰ度、Ⅱ度、Ⅲ度。

　　Ⅰ度烧伤（红斑性）：烧伤皮肤红肿疼痛，局部有灼热感，并有少量液体渗出。

　　Ⅱ度烧伤（水疱性）：烧伤皮肤出现水疱，局部有灼热感，疼痛剧烈，创面渗出液体较多。

　　Ⅲ度烧伤（焦痂性）：创面呈苍白或焦黄炭化、黑色焦痂，表面干燥无渗液，痛觉消失。

紫霜

处方

　　紫草 90 克，白芷、金银花、大黄各 60 克。

[制法]

上药分别制为油相和水相, 乳化为水包油型乳剂 1000 克。此药更适用于较大面积的Ⅱ度烧伤。搽药前, 要细心进行清创和引流, 彻底剪除腐皮, 然后把紫霜涂敷在创面, 其厚度为 5 ～ 8 毫米, 并包扎好烧伤部位。每隔 2 ～ 3 日换药 1 次, 直到创面表皮化、药层干燥与患部连接紧密时, 停止换药。

[功效]

清热解毒。

[方解]

方中的紫草清热解毒, 活血消肿; 白芷可散结消肿, 止痛; 金银花清热解毒, 消散痈肿; 大黄清热凉血, 解毒。诸药合用, 共奏清热解毒, 消肿之功。

虎枣涂剂

[处方]

酸枣树皮 500 克, 虎杖 500 克, 冰片 9 克。

[制法]

先将酸枣树皮、虎杖加水 5000 毫升煎煮, 浓缩至 500 毫升, 过滤后加入冰片, 装瓶密封并高压消毒。Ⅰ度、Ⅱ度烧伤面积较小、创面干净、无污染者, 可把药液直接涂于创面, 每日 10 ～ 15 次, 直至创面结痂愈合为止。

[功效]

清热解毒, 敛疮生肌。

方解

方中的酸枣树皮清热解毒,凉血止血;虎杖祛风散寒,活血散瘀;冰片可开窍醒神清热止痛。诸药合用,具有清热解毒、凉血活血、止血消肿的作用。

复方虎杖酊

处方

虎杖、黄柏各1份,地榆、榆树皮内层皮各2份。

制法

将上药粉碎,过筛混匀。药粉可按每克兑入95%乙醇2毫升的比例浸泡1周,滤出药汁,余药也以同法加入乙醇浸泡1周,再予加压过滤。两液混匀后,装入无菌瓶内备用。治疗前,先行清创,再将此药喷洒于创面,每隔2~4小时1次;次日,可减少喷药次数,每日3~6次即可。

功效

清热解毒,散结止痛。

方解

方中的虎杖清热解毒,散寒止痛;黄柏清热燥湿,收敛止血;地榆和榆树皮能泻火解毒,凉血止血。诸药合用,可以起到清热解毒、燥湿止痛、凉血收敛的作用。

◆ 烧伤膏 ◆

处方

地榆 50 克, 虎杖、紫草各 30 克, 黄连、黄芩、大黄、白及各 20 克, 冰片 5 克, 芝麻油 600 毫升, 蜂蜡 10 克。

制法

将上述除冰片、蜂蜡外的其他药物浸泡于芝麻油中 72 小时, 文火炸至枯黄后过滤, 立即加入蜂蜡, 当药油温度下降至 60℃ 左右时, 加入冰片, 冷却即得。

功效

清热解毒, 敛疮生肌。

方解

方中的地榆是烧伤圣药, 重用以为君药; 虎杖、紫草清热解毒, 凉血活血, 共为臣药; 黄芩、黄连、大黄清热泻火, 解热之毒; 白及清热消痈, 敛疮生肌。

◆ 冷藏复方烫伤酊 ◆

处方

儿茶、虎杖各 250 克, 地榆、大黄各 120 克, 冰片、五倍子各 90 克, 细辛 60 克, 80%乙醇 1000 毫升。

制法

先将上药共研细末, 兑入乙醇, 密封 5 天后, 用滤纸或药棉过滤;

装瓶后置入 4℃冰箱内备用。首次用药，要用生理盐水反复冲洗清创，然后用灭菌棉球拭干后涂药，实施暴露治疗法。每日换药 1～2 次。

功效

清热凉血，敛疮生肌。

方解

方中的儿茶清热解毒，凉血止血；虎杖凉血消肿；地榆解毒敛疮；细辛止痛效果极佳；冰片清热解毒，防腐生肌；五倍子解毒消肿；大黄凉血解毒。以上诸药合用，具有清热凉血、消肿止痛、收敛生肌的效果。

手足皲裂

手足皲裂，又名手足膀裂、皲裂疮，是一种常见的手足皮肤干燥和裂开的疾病。初起时皮肤发干、发紧，弹性减低，出现多处浅裂纹，之后皮肤逐渐干燥粗糙，裂纹深达真皮及皮下组织，有的伴有疼痛、出血。

此病好发于手背、足跟、足外缘等部位。中医认为，此病为气血不和、外受风寒、血脉凝滞，致使肌肤失养所致。治疗时，首先要保持手足部皮肤的清洁、干燥，冬季外出时使用油脂保护，并加强保暖，如合并足癣、湿疹、鱼鳞病等，应同时进行治疗。

糯米膏

处方

糯米 1500 克, 白及 60 克 (研末), 樟脑 15 克, 青黛 30 克。

制法

先将糯米洗净滤干, 入石臼舂成细粉, 筛去粗粒杂质后, 盛入 1000～1500 毫升沸水锅内, 文火熬成糊状, 再加入白及、樟脑、青黛和匀, 装入药罐即成。使用时, 取药膏适量, 摊涂在薄布条上, 贴于皲裂处即可。

功效

消炎润燥。

方解

方中的白及清热解毒, 消肿生肌; 樟脑具有刺激性, 可消炎杀菌; 青黛清热解毒, 凉血消肿。诸药合用, 有清热解毒、活血化瘀、消炎杀菌之功效。

黛及液

处方

青黛 20 克, 黄连 50 克, 白及 100 克, 红花油 100 毫升, 甘油 200 毫升, 香水 5 毫升, 75% 乙醇 150 毫升。

制法

将前 3 味药共研为细末, 加入红花油、甘油、香水、乙醇, 混合均匀, 贮瓶备用。用时每日取此药液涂搽患处 2 次或 3 次, 直至痊愈。

功效

清热活血，润肤生肌。

方解

方中的黄连清热解毒，对皮肤感染有抑制作用；白及收敛止血，有助于减轻皮肤炎症；红花油活血散瘀，舒筋活络；青黛清热解毒，凉血消斑；甘油保湿润肤。诸药组合，具有清热解毒、抑菌消炎的作用。

黄连白及膏

处方

黄连 100 克，白及 80 克，白矾 90 克，马勃 60 克，凡士林 500 克。

制法

将前 4 味共研为极细末，过 120 目筛，待凡士林加热后，将药末加入，搅拌均匀成软膏状，贮瓶备用。用时取此药膏涂搽患处，每日涂 2 次，3 日为 1 个疗程。

功效

清热燥湿，祛风润肤。

方解

方中的马勃活血化瘀，散结消肿，有助于促进血液循环；白及清热解毒，消肿生肌；黄连清热燥湿，泻火解毒；白矾解毒止痒；凡士林有润滑、保湿皮肤的作用。诸药合用，可以清热解毒，收敛止血，还可以起到保湿效果。

润肤油酊

处方

青黛 20 克, 黄连 50 克, 白及 100 克, 红花油、甘油各 200 毫升, 75% 乙醇 150 毫升。

制法

先将前 3 味药共研为细末, 加入红花油、甘油、香水、乙醇, 混合均匀, 贮瓶备用。用时, 取少许外搽患处, 每日搽 2 ~ 3 次。

功效

清热泻火, 活血通络。

方解

方中的青黛、黄连清热泻火, 燥湿; 白及化瘀生肌; 红花油活血通络, 甘油润燥; 乙醇通络以助药力。合而用之, 共奏清热润燥、活血通络之功。

生血润肤饮

处方

当归 (酒洗)、生地黄、熟地黄 (酒洗)、黄芪 (蜜炙) 各 3 克, 天冬 4.5 克, 麦冬 (去心) 3 克, 五味子 9 粒, 黄芩 (去朽, 酒洗) 1.5 克, 瓜蒌仁 1.5 克, 桃仁 1.5 克, 酒红花 0.3 克, 升麻 0.6 克。

制法

水煎服, 每日 1 剂, 日服 2 次, 温服。

功效

补血、生血。

方解

方中以当归、生地黄、熟地黄补血生血,以滋化源;天冬、麦冬、五味子增液生津,润泽脏腑;桃仁、酒红花、瓜蒌仁活血化瘀,使瘀血除而新血生;黄芩清热,因燥易化热之故也;黄芪补气养血,搭配升麻使用可补中益气。诸药合用,共奏补血生血、润肤增液之功。

第三节 肛肠病

痔疮

痔疮,又名痔、痔核、痔病、痔疾等,源于直肠末端和肛管皮肤下静脉丛发生扩张和屈曲所形成的柔软静脉团。按照痔的发生部位和症状,可以将痔疮分为内痔、外痔和混合痔这三类。

中医理论认为,此病发生与患者饮食不节有关,比如平素嗜食辛辣、膏粱厚味或过量饮酒、邪热内炽、灼烁脉络而形成血瘀。此外,久坐久立、时常便秘也可致气血失调、经络受阻、瘀血浊气下注肛门而发病。

清肠止血散

处方

侧柏叶、槐花（炒）、荆芥穗、枳壳（炒）各等份。

制法

药研末，每次 5 克，温开水冲服，也可水煎作汤剂，用量按原方比例酌减，每日 1 剂。

功效

疏风行气，清肠止血。

方解

方中的炒槐花味苦，性微寒，凉血止血，清肝火，能治血热出血证，为本方主药。侧柏叶性味苦涩，微寒，助槐花以凉血止血；荆芥穗性味辛，微温，有助于疏风理血，与侧柏叶共为辅药。炒枳壳性味苦、辛，微寒，能行气宽中除胀。各药合用，既凉血止血，又疏肠中之风。

清热解毒汤

处方

桃仁 18 克，蒲公英、黄柏、牡丹皮、土茯苓各 28 克，白芷 16 克。

制法

加水约 2500 毫升，煮沸后过滤去渣，将药液倒入器皿中，趁热先熏后洗，每次 15 分钟，每日 2～3 次，每日 1 剂。

功效

除湿消肿，清热解毒。

方解

方中的蒲公英味苦、甘，性寒，清热解毒，散结消肿；黄柏性寒味苦，可清热燥湿，泻火解毒；牡丹皮味苦、辛，性微寒，可清热凉血、散瘀活血；土茯苓味甘淡、性平，可除湿解毒，通利关节；桃仁用于多种血瘀证；白芷用于疮疡肿毒，可以治疗痈疽初起之红肿热痛，还可治皮肤风湿瘙痒和毒蛇咬伤等。诸药合用，有消肿清热、止痛散瘀之功。

解毒消肿合剂

处方

芒硝、五倍子、荆芥、防风、明矾、乌梅、穿心莲各 28 克。

制法

药放清水 2000 毫升，浓煎至 600 毫升备用。取浓缩液 200 毫升放入开水或温热水 800 毫升搅匀，用热气熏蒸，水温后坐浴 15 分钟左右，按上法，每天早、中、晚各熏洗 1 次。

功效

解毒消肿，收敛止血。

方解

方中的五倍子降火敛肺，止泻涩肠，固精止遗，止血敛汗；荆芥味辛，性微温，发表散风，消疮透疹，能治外感表证，风疹瘙痒，疮疡初起兼有表证，吐血下血；防风发表散风，止痛胜湿，止痉，止泻；芒硝泻下通便，清火消肿；明矾收敛燥湿，止痒；穿心莲可清热解毒，消肿。诸药合用，共奏解毒消肿之效。

消肿止痛熏洗方

处方

苍术、土茯苓、黄柏、生大黄、五倍子各 16 克。

制法

药倒入盆内, 加水 1500 毫升左右, 煎煮半小时。先趁热气盛时熏患处, 待水降温后, 再坐入盆内浸泡患处, 1 日 2 次, 每次 20 分钟左右, 每剂药可用 2 次。

功效

活血化瘀, 消肿止痛。

方解

方中的土茯苓可除湿解毒, 通利关节; 苍术健脾燥湿, 祛风散寒; 黄柏清热燥湿, 解毒泻火; 生大黄泻热通肠, 祛瘀活血; 五倍子敛肺降火, 涩肠止泻。诸药合用, 可以治大便秘结, 胃肠积滞, 血热妄行之吐血、衄血、咯血等症状。

脱肛

脱肛, 又名直肠脱垂, 是直肠黏膜、肛管、直肠全层和部分乙状结肠向下移位而脱出肛门外的一种疾病。此病是由多种疾病引起的, 可发生在任何年龄, 以幼儿、老年人、久病体弱及身高瘦弱者多见。

此病的病因可能与腹内压升高、营养不良、年老体弱和幼儿发育不全造成盆底组织软弱有关。此外，长期腹泻或便秘、排尿困难、慢性咳嗽、重体力劳动等容易引起腹内压增加，也是此病的诱因。

养血活血汤

处方

桂枝、生姜各 9 克，饴糖 28 克，白芍 9 克，当归 11 克，大枣 6 克，炙甘草 6 克。

制法

水适量，煎汤，过滤去渣，入饴糖烊化，温服，每日 1 剂，分 2 次服用。

功效

补中益气，润肠化燥。

方解

方中桂枝辛温，助卫阳，通经络，解肌发表而祛在表之寒，为君药。白芍益阴敛营，敛固外泄之营阴，为臣药。生姜助桂枝散表邪；大枣协白芍补营阴。生姜、大枣相配，化气生津，益营助卫，共为佐药。饴糖可缓解便秘。以上诸药，加当归活血养血，润肠化燥，以助肛门上收。如再外用生甘草煎汤熏洗，可以增加润肠除燥之效，有缓解疼痛之功。

益气升提汤

处方

升麻 6 克, 当归、枳壳、麦冬各 13 克, 乌梅、黄芪、炒淮山药、沙参、白芍各 16 克。

制法

药用水浸泡半小时, 再煎煮半小时, 每剂煎 2 次, 每日 1 剂, 将 2 次煎出的药液混合, 早、中、晚各服 1 次。

功效

益气固脱, 润肠通便。

方解

方中以升麻为首药, 辅以当归、枳壳、麦冬, 有益气升阳、活血养血、滋阴清热之效; 乌梅、黄芪、炒淮山药、沙参、白芍等药物配合, 强化养血, 调和气血。

理气除胀汤

处方

苍术炭、青皮炭、广陈皮炭、白术炭各 6 克, 血余炭 6 克与禹余粮 13 克同布包, 吴茱萸 6 克与黄连 6 克同炒, 椿白皮炭、槐花(炒)、葛根炭、地榆(炒)、苦参、黄芩炭各 13 克, 焦薏苡仁 18 克, 厚朴 6 克, 炙甘草 4 克。

制法

水煎服, 每日 1 剂, 每天 2 次早晚各服 1 次。

功效

除肠热，分清浊。

方解

方中的苍术炭、白术炭、苦参、焦薏苡仁健脾除湿，清利湿热；血余炭、黄芩炭、槐花、炒地榆清热止血；青皮炭、广陈皮炭理气补中；葛根炭升举脾胃之阳；禹余粮涩肠止血；吴茱萸散止痛，助阳止泻；黄连清热燥湿，泻火解毒；椿白皮炭涩肠止血；厚朴下气宽中，消积导滞；炙甘草调和诸药。诸药共奏清热除湿，止血，祛邪治标之效。

第二章　内科疾病

第一节　呼吸系统疾病

 哮喘

哮喘，狭义称支气管哮喘，是由多种细胞（比如肥大细胞、嗜酸性粒细胞、T淋巴细胞、中性粒细胞、气道上皮细胞等）和细胞组分参与的气道慢性炎性疾病。临床表现为反复发作的喘息、气急、胸闷或咳嗽等症状。常在夜间和（或）清晨发作、加重，大多数患者可以自行缓解或经过治疗缓解。

支气管哮喘与气道高反应性相关，严重者被迫采取坐位或呈端坐呼吸，干咳或咳大量白色泡沫痰，甚至出现发绀等，有时咳嗽是唯一的症状。有的青少年患者则以运动时出现胸闷、咳嗽及呼吸困难为唯一的临床表现。

止痉通络汤

 处方

蝉蜕、僵蚕、甘草、麻黄各13克，全蝎5克，地龙11克，细辛3克。

制法

每日 1 剂，水煎服，每日分 2 次服，早晚各 1 次。

功效

解痉平喘，宣肺祛痰。

方解

方中的僵蚕能化痰祛风，有散结之力；地龙善治肺热喘咳；蝉蜕善息风止痉，散热；全蝎能息风，通络止痉；麻黄能开腠理，宣肺气；细辛可温肺散寒；甘草补中，调和诸药。诸药合用，能治久咳之宿根。

温肺喘舒汤

处方

紫河车粉（冲服）、蛤蚧粉（冲服）、熟地黄、红参各 16 克，核桃仁、山药各 11 克，桃仁 13 克。

制法

每日 1 剂，水煎服，早、晚分 2 次服，30 天为 1 个疗程。

功效

补肾益肺，纳气定喘。

方解

方中的蛤蚧粉主入肺肾，可补肾益肺，定喘纳气，为治喘之良药。紫河车粉、熟地黄可补肾益精；核桃仁补肾敛肺、润肠；桃仁可降泄肺气，止咳平喘；山药可补肺气，滋肺阴；红参大补元气，益气摄血。

纳气定喘汤

处方

葶苈子、白前、前胡、桑白皮各 11 克，厚朴、紫苏子各 13 克，半夏 9 克，炒莱菔子、瓜蒌仁各 16 克，炙麻黄 8 克，苦杏仁 10 克，地龙 18 克。

制法

水煎服。每日 1 剂，分 2 次服，早晚各 1 次。

功效

止咳祛痰，通腑平喘。

方解

方中的紫苏子、半夏、白前、前胡、炒莱菔子可降肺气，祛痰；炙麻黄、苦杏仁、地龙、厚朴可宣肺平喘，止咳；桑白皮、葶苈子泻肺平喘；瓜蒌仁通便润肠，使腑气通而肺气降，以快速达到平喘的目的。诸药合用，使肺气降，痰邪消，腑气通，故咳喘自除。

柔肝理肺煎加味

处方

防风、柴胡、地龙、麻黄各 13 克，乌梅 8 克，五味子 6 克，甘草 5 克。

制法

水煎服，每日 1 剂，每日 2 次，分早晚服，每次 200 毫升。15 天为 1 个疗程。

功效

柔肝理肺, 疏风祛痰。

方解

方中的柴胡味苦、辛, 性微寒, 入肝胆经, 有解郁疏肝之功; 乌梅有敛肺止咳之功; 麻黄与地龙相伍, 一温一寒, 一宣一降, 相得益彰, 皆为治疗哮喘的要药; 防风可祛风解表; 五味子能上敛肺气, 下滋肺阴, 生津止渴; 甘草祛痰止咳。诸药相合, 共奏祛痰疏风, 柔肝理肺、平喘之效。

降气化痰汤加减

处方

白芍 18 克, 桂枝、甘草、胆南星、五味子、麻黄、苦杏仁各 9 克, 紫苏子、葶苈子、半夏、鹅管石、海浮石、赭石各 16 克, 皂角炭、细辛各 3 克, 石韦 28 克。

制法

每日 1 剂, 水煎服, 每日分 3 次温服。

功效

降气化痰, 温肺散寒。

方解

本方以白芍为主药, 加桂枝、甘草、胆南星等为助药, 疏肝解郁, 行气化痰, 祛湿止咳; 石韦清肺止咳; 苦杏仁降气止咳平喘; 五味子收敛固涩, 益气生津, 敛肺止咳; 麻黄宣肺平喘; 紫苏子、葶苈子、半夏化痰止咳, 降逆平喘; 鹅管石、海浮石、赭石清热解毒, 消肿利咽; 皂角炭、细辛温肺化痰, 止咳平喘。全方共奏平喘散寒、化痰温肺之功效。

肺癌

肺癌,绝大多数起源于支气管黏膜上皮,故又称支气管肺癌,是最常见的肺原发性恶性肿瘤。根据组织病理学特点的不同,可以分为非小细胞癌和小细胞癌。其中,非小细胞肺癌主要包括腺癌和鳞状细胞癌等。

肺癌属于中医"肺积""咳嗽""咯血"等范畴。从临床实践中观察到,肺癌患者在咳嗽的同时,常伴有发热、咳痰、咯血、胸痛、口干咽燥、五心烦热、潮热、盗汗、消瘦、舌红少苔、脉细数等症状。下面就介绍几种预防肺癌的良方。

清热透络汤

处方

鳖甲(先煎)、生地黄各18克,知母、牡丹皮各13克,青蒿、天花粉、百合各16克,蚤休、白花蛇舌草各28克。

制法

每日1剂,水煎服,每日分2次服,15天为1个疗程。

功效

养阴解毒,清热凉血。

方解

方中的鳖甲可退热滋阴,入络搜邪;青蒿芳香,清热透络,引邪外出;生地黄甘凉滋阴,清热凉血;知母、牡丹皮与鳖甲、青蒿配伍,共奏清热养阴之功,再加入天花粉、百合可润肺养阴;蚤休、白花蛇舌草解毒清热。全方可养阴解毒清热，标本兼顾，故用于预防肺癌发热，疗效较好。

解毒抗癌汤

【处方】

鱼腥草 28 克，党参 18 克，仙鹤草、天冬、浙贝母、猫爪草、山海螺各 16 克，守宫 5 克。

【制法】

每日 1 剂，用水 600 毫升浸泡，水煎至 200 毫升，分早晚 2 次温服，连续服用 8 周为 1 个疗程。

【功效】

清肺健脾，润肺养阴。

【方解】

方中的党参益气健脾，培土生金，辅助正气；天冬润肺养阴，清火生津；鱼腥草解毒清热，清肺化痰；仙鹤草消积补虚，又能止血，对咯血具有良好的疗效；浙贝母、猫爪草、山海螺善于散结化痰；守宫可防癌解毒。诸药合用，具有清肺健脾、化痰解毒，散结之功效。

调和解毒汤

【处方】

太子参 28 克，黄芪 28～60 克，麦冬、石斛各 16 克，蜈蚣 2～4 条，守宫 2～4 只，大枣、甘草各 13 克。

[制法]

水煎服, 每日 1 剂, 分 2 次服, 连续服用 30 剂为 1 个疗程。

[功效]

养阴益气。

[方解]

方中以黄芪、麦冬为君, 可养阴益气。太子参、石斛为臣, 助黄芪、麦冬补气阴。佐蜈蚣、守宫剔毒搜毒, 以毒攻毒。以大枣、甘草为使, 辛温走窜、易耗气伤津, 但与补气养阴药相伍, 可奏补不留毒、攻不伤正之效。

消癌散结汤

[处方]

生天南星（包）、生半夏（包）各 28 克, 川贝母、苦杏仁、青黛（包）、海蛤粉（包）各 13 克, 白英、漏芦各 18 克, 桔梗、甘草各 6 克, 瓜蒌 50 克。

[制法]

生半夏、生天南星先煎 2 小时, 然后下其他药。水煎服, 每日 1 剂, 每剂分 2 次服用, 每次约 200 毫升。3 剂为 1 个疗程, 一般服用 2 个疗程。服用期间忌烟、酒、辛辣食物。

[功效]

清热燥湿, 止咳化痰。

[方解]

方中的生半夏、生天南星为君药, 具有利湿化痰、散结防癌的作用。漏芦、白英为臣药，具有抗癌清热、解毒的功效。瓜蒌为佐药，具有化痰清热、消肿散结的功效；青黛、海蛤粉为止咳名方，可化痰清热；川贝母、苦杏仁亦有清热化痰止咳之功效。桔梗、甘草为使药，可化痰利气，开宣肺气，引导诸药上浮于肺，共同发挥防癌清热、止咳化痰之功效。

清肺化痰加减方

处方

天冬、麦冬、南沙参、北沙参、女贞子、山慈姑、枸杞子、苦参各11克，炙鳖甲、知母、炙僵蚕、生蒲黄（包）、泽漆、半枝莲各13克，太子参、仙鹤草、旱莲草各16克，金荞麦根18克，炙蜈蚣2条。

制法

水煎服，每日1剂，分2次服用。

功效

化痰清肺，养阴益气。适用于预防肺癌。

方解

中医认为，凡病症治疗不可求速效，一方有效，就应守方继进。本方中天冬、麦冬、北沙参、南沙参、太子参、知母、炙鳖甲、女贞子、旱莲草、枸杞子养阴益气，润肺生津以固肺护胃；山慈姑、泽漆、金荞麦根、苦参、半枝莲等苦寒药物可解毒清热，软坚散结；炙僵蚕、生蒲黄、仙鹤草、炙蜈蚣等药物可止痛祛瘀，通络凉血以扰癌。全方共达扶正固本、抑毒防癌之效。

肺结核

肺结核，俗称肺痨，是由结核分枝杆菌感染人体肺部引起的一种慢性传染病，是我国发病、死亡人数最多的重大传染病之一。本病多因患者身体虚弱，抗病力弱，外感"瘵虫"而致病。其病变部位主要集中在肺，并会逐渐涉及脾、肾等脏器。

此病的全身症状为低热、乏力、消瘦、盗汗等；呼吸系统症状有咳嗽、咳痰、咯血、胸痛或呼吸困难。临床上，肺结核分为原发型肺结核、血行播散型肺结核、继发性肺结核、菌阴肺结核、结核性胸膜炎五种类型。

开胃行津汤

处方

半夏 24 克，麦冬 168 克，人参、粳米各 9 克，甘草 6 克，大枣 12 枚，沙参 18 克，玉竹 11 克，桑叶、生扁豆、天花粉各 13 克。

制法

用水浸泡方药约半小时，然后用大火煎药至沸腾，再以小火煎煮半小时。温服，每日分 3 次服用。

功效

止咳平喘，益气养阴。

方解

本方重用麦冬生津养阴，润燥滋液；人参生津益气，调营和阴；粳米益脾和胃，化生阴津；大枣益胃补气，养脾滋阴；半夏开胃行津，调畅气机, 降肺胃逆气, 制约滋补药壅滞气机; 沙参、玉竹、天花粉滋阴清热; 生扁豆益气健脾; 桑叶透达郁热; 甘草益气和中。

补虚培元汤

处方

羚羊角 1 克（磨汁冲服, 可用山羊角替代）, 生石决明、夏枯草各 16 克, 郁金、枇杷叶、地骨皮、川贝母各 13 克, 海蛤粉（包煎）、百部、矮地茶、沙参各 11 克, 甘草 3 克。

制法

水煎服, 每日 1 剂, 每日分 2 次服。

功效

清火平肝, 肃肺理痨。

方解

方中的生石决明清肝降火; 羚羊角（可用山羊角替代）清肺凉肝; 夏枯草宣泄肝经郁火; 郁金清肝之郁火, 下气活血; 川贝母、海蛤粉散结化痰; 百部止咳润肺; 地骨皮清泄肺热, 退痨热; 矮地茶止咳祛痰; 沙参养阴补肺, 祛痰宁嗽; 枇杷叶清肺降气; 甘草护胃, 调和诸药。

生津止渴散

处方

玉竹、豇豆各 18 克, 天泡果（挂金灯）38 克, 岩蜈蚣 13 克。

[制法]

水煎服,每日1剂,分5次服用。1～3个月为1个疗程,疗程视病情而定。

[功效]

解毒清热,滋阴润肺。

[方解]

方中的天泡果入药用全草,可解毒清热、利尿除湿、止咳;玉竹性平味甘,入药用根,可润肺养阴、止渴生津;豇豆入药用全草,可散风止咳,消食化积;岩蜈蚣可舒筋活血。

清热止血散

[处方]

白及28克,花蕊石38克,三七、川贝母、血余炭各18克,矮地茶11克,白茅根16克,鲜侧柏叶16克。

[制法]

将药研为细末,过筛,煎水冲服,每日3次,每次服6～8克,病重者一昼夜可服5次。

[功效]

止血清热。

[方解]

方中的花蕊石止血收敛且可化瘀;白及止血清热,又可益肺;血余炭止血收涩,且可养阴;三七为止血良药而无留瘀之弊;川贝母止咳清润；矮地茶止血镇咳；白茅根、鲜侧柏叶止血清热。诸药共奏止血清热之效。

通调营卫方

[处方]

牡蛎 30 ～ 60 克，桂枝 30 ～ 60 克，夏枯草 10 克，三棱、莪术各 15 ～ 18 克，桃仁、苦杏仁各 11 克，红花 16 克，红藤 30 ～ 60 克。

[制法]

水煎服，每日 1 剂。

[功效]

通畅气血，通调营卫。

[方解]

方中的桂枝、桃仁、红花、三棱、莪术可活血调气；牡蛎、夏枯草既能滋阴平肝，使桂枝不致温散太过，又能软坚散结，与上药共治肺结核病灶的气血凝滞；苦杏仁利气化痰；红藤清热解毒，消肿，以治肺结核慢性炎症，并协助诸药共同消散结核病灶。

长期咳嗽

咳嗽是人体的一种保护性呼吸反射动作。从中医角度来说，咳嗽可以分为风寒咳嗽、风热咳嗽、痰湿咳嗽、痰热咳嗽、阴虚咳嗽、干性咳嗽、湿性咳嗽七大类。长期咳嗽可见于多种呼吸系统疾病,主要表现为干咳、咳痰或喘息。

根据病程,可将咳嗽分为急性咳嗽、亚急性咳嗽、慢性咳嗽。急性咳嗽的常见病为普通感冒和急性气管－支气管炎;亚急性咳嗽是感染后出现咳嗽、咳嗽变异性哮喘等症;慢性咳嗽是以咳嗽为唯一或者主要症状的疾病,病程多于8周。

清咽利肺饮

处方

生地黄、板蓝根、玉竹、连翘、茯苓、麦冬、北沙参、苦桔梗各13克,丝瓜络、元参各6克,生甘草、炙甘草、马勃、薄荷各5克。

制法

7剂为1个疗程,每日1剂,水煎服,每日分2次服。

功效

清热养阴,利咽止咳。

方解

方中的北沙参、麦冬益胃润肺;元参、生地黄增液生津;玉竹养阴润燥,生津止渴;茯苓渗泄水湿,使湿无所聚,痰无由生;连翘、板蓝根解毒清热;马勃、薄荷、丝瓜络利肺清咽;生甘草、苦桔梗相配,组成桔梗汤,可宣肺解毒,泻火利咽,治疗咽喉之疾;炙甘草健运补中,调和诸药而收功。

疏散风寒散

处方

白芍 11 克, 生甘草 5 克, 制半夏、旋覆花、麻黄、苦杏仁、白芥子、桔梗、前胡各 13 克。

制法

每日 1 剂, 水煎服, 分早晚 2 次服用。

功效

疏散风寒。

方解

方中的白芍活血化瘀; 生甘草润肺止咳; 制半夏、旋覆花、麻黄宣肺开气, 平喘解表; 苦杏仁、白芥子止咳平喘; 桔梗和前胡能够祛风化痰, 通利气机。

生津润燥汤

处方

麦冬、天花粉、玉竹、冬桑叶、生白扁豆、苦杏仁、浙贝母各 15 克, 北沙参 28 克, 甘草 6 克。

制法

将药物浸泡半小时, 再用小火煎 30 分钟, 每剂煎 2 次, 将 2 次煎出药液混合, 早晚各服 1 次, 每日 1 剂。

功效

清热滋阴, 生津润燥。

方解

方中的麦冬清热润肺, 滋阴生津; 天花粉滋阴润肺、清热止渴; 玉竹滋阴润肺、清热生津; 冬桑叶滋阴清热、生津润燥; 生白扁豆润肺止咳、清热化痰; 北沙参滋阴润肺, 生津止渴; 苦杏仁止咳平喘; 浙贝母清热化痰, 降泄肺气; 甘草祛痰止咳, 调和诸药。诸药组合, 具有滋阴润燥、生津止渴的作用。

止咳利咽散

处方

桔梗、炙甘草、苦杏仁、前胡、陈皮、炙紫菀、白前、炙百部、半夏各13克, 茯苓、炙桑皮各11克, 薄荷 (后下)、荆芥各5克, 酒黄芩3克。

制法

水煎服, 每日1剂, 每日分3次服。

功效

润燥宣肺, 止咳利咽。

方解

方中的荆芥解表清热; 炙甘草、桔梗上开肺气, 苦杏仁、前胡下降肺气, 肺得清肃, 喉塞即可宣通, 咳嗽亦可止; 半夏、陈皮、茯苓合酒黄芩清热化痰; 薄荷配炙桑皮, 清肺热而止咳化痰, 再加入炙紫菀、白前、炙百部等止咳化痰之品, 使肺气得以宣降, 黄痰可以祛除, 咳嗽得以痊愈。

支气管扩张

支气管扩张大多继发于急、慢性呼吸道感染和支气管阻塞后,反复发生支气管炎症,致使支气管壁结构破坏,引起支气管异常和持久性扩张。主要致病因素为支气管感染、阻塞和牵拉,也有先天遗传因素。

此病的典型症状为慢性咳嗽、咳大量浓痰和(或)反复咯血,还可伴有呼吸困难、消瘦及贫血等症状。少数患者还会出现杵状指(趾),严重时还可能造成肺气肿、肺大泡、呼吸衰竭等并发症。

润肺化痰汤

处方

鱼腥草、南沙参、北沙参、生地黄、粉牡丹皮、黑玄参、野百合、黛蛤散(包)各16克,光杏仁、炙马兜铃、牛蒡子、麦冬、大蓟、小蓟各13克,天花粉28克,川贝母粉(冲)3克。

制法

水煎服,每日1剂,每日分2次服。

功效

化痰清肺,凉血止血。

方解

方中的鱼腥草、南沙参、北沙参、生地黄、粉牡丹皮清热润肺,化痰止咳;黑玄参清热生津,滋阴润燥;野百合能补肺阴,清肺热;黛蛤散纳气定喘；光杏仁、炙马兜铃、牛蒡子、麦冬、大蓟、小蓟化痰止咳，润肺化痰；天花粉、川贝母粉清热化痰，平喘宁咳。

润肺止血汤

处方

连翘、金银花、仙鹤草、百部、桔梗、三七（冲服）、黄芩、旱莲草、知母、麦冬各 13 克，玄参 11 克，甘草 6 克。

制法

每日 1 剂，水煎服，每日 3 次温服。

功效

润肺止血，补气滋阴。

方解

方中的连翘、金银花、玄参、黄芩清热祛火；麦冬润肺滋阴；桔梗利气；三七、仙鹤草、旱莲草活血止血；甘草调和诸药。诸药合用，达到止血祛瘀，清热不伤气的目的。

活血宁络汤

处方

鱼腥草、太子参各 28 克，黄芩、金银花、连翘、栀子、桑白皮、胆南星、半夏、川贝母、沙参、麦冬各 16 克。

制法

每日 1 剂，水煎服，每日分 3 次服，连服 21 天为 1 个疗程。

功效

化痰清肺, 滋补气阴。

方解

方中的黄芩、金银花、鱼腥草、连翘、栀子可清热; 桑白皮、胆南星、川贝母、半夏可化痰, 同时以沙参、麦冬养阴补气, 太子参益气以扶正。诸药共奏化痰清热、益气养阴、标本兼顾之功。

◀ 温血摄血汤 ▶

处方

青黛 (包) 9 克, 黄芩、百合、仙鹤草、蒲黄、白及各 16 克, 桑白皮、柴胡、半夏、栀子、天花粉、茯苓、连翘、诃子各 13 克, 甘草 6 克, 白茅根 28 克。

制法

水煎服, 每日 1 剂, 分 3 次温服。

功效

化痰生津, 平肝泻肺。

方解

本方以青黛、栀子、桑白皮泻肺平喘; 连翘、黄芩、半夏、茯苓化痰清肺; 柴胡解郁舒肝; 天花粉、百合清热养阴, 以防苦寒伤阴; 仙鹤草、白茅根、白及为治疗咯血要药; 蒲黄止血活血; 诃子下气止咳; 甘草泻火并调和诸药。

清热宣肺汤

处方

桑白皮、丹皮、连翘各13克，黄芩、竹茹、茜草、白及各12克，鱼腥草、苇茎各28克，苦杏仁、葶苈子各18克，桔梗、生甘草各16克。

制法

每日1剂，水煎服，分早晚2次服用，2周为1个疗程。

功效

宣肺清热，止血化痰。

方解

方中的黄芩、桑白皮、连翘、鱼腥草清肺清热；茜草、白及、丹皮止血凉血；苇茎、桔梗、苦杏仁、葶苈子、竹茹宣肺止咳祛痰；生甘草调和诸药。诸药配伍，共同起到宣肺清热、止血化痰的作用。

第二节　消化系统疾病

胃下垂

胃下垂是由于膈肌悬力不足，支撑内脏器官的韧带松弛，或腹内压降低，腹肌松弛，导致站立时胃的下缘下降至盆腔，胃小弯弧线最低点降至髂嵴连线以下的疾病。常伴有十二指肠球部位置的改变。

此病的临床表现为胃肠功能低下，常出现腹部饱胀不适、厌食、嗳气、便秘、腹痛等症状。站立位时，下腹部有时呈"葫芦样"外形，胃区可有振水音，上腹部易触到明显的腹主动脉搏动，还可能伴有肝、脾、肾和结肠等器官的下垂。

降逆顺气汤

〔处方〕

陈皮 10 克，姜半夏、紫苏子、枳壳各 16 克，柴胡、炒白术、茯苓、炒白芍各 13 克，广郁金 11 克，白花蛇舌草 28 克，炙甘草 4 克。

〔制法〕

水煎 2 次，取汁 300 毫升，每日 1 剂，分 2 次于两餐之间温服。

〔功效〕

导滞清热，降逆顺气。

〔方解〕

方中的陈皮、姜半夏、紫苏子、枳壳疏肝理气，燥湿化痰；柴胡、炒白术、茯苓、炒白芍疏肝解郁，调和胃气；广郁金、白花蛇舌草、炙甘草舒肝解郁，可以缓解胸胁胀满。

通补复胃汤

处方

白术、蔻仁、茯苓、砂仁各 13 克，大枣、陈皮、枳壳、厚朴、麦芽、谷芽、神曲、山楂各 6 克，木香 4 克，山药 16 克，党参 11 克。

制法

每日 1 剂，水煎服。每日分 2 次服，早晚各服 1 次。

功效

通补并用。

方解

方中采用党参、白术、茯苓、山药以补脾胃不足之气；麦芽、谷芽、神曲、山楂化积消食；砂仁化湿开胃；蔻仁、枳壳、厚朴、陈皮、木香、大枣为通畅调和之药，以助其胃腑（胃以通为补）"传化物而不藏"的本然之能。

活血化瘀汤

处方

枳实、黄芪各 40～60 克，樟树叶 50～80 克（鲜），炒蒲黄、桂枝、沉香各 6 克。

制法

水煎服，每天 1 剂，早晚分服。

功效

补中益气，活血化瘀。

方解

方中的樟树叶是治疗胃下垂的民间秘验方，樟树叶助枳实之力，辅以大剂量的黄芪以补中益气，保护胃气；炒蒲黄、桂枝、沉香活血化瘀，行气止痛。全方攻补兼施，有治疗胃下垂之效。

健脾益气汤加味

处方

桂枝、半夏、炙甘草、陈皮、香附、柴胡各 13 克，茯苓、炒麦芽、枳壳各 16 克，苍术、黄芪各 28 克，党参 11 克，升麻 6 克。

制法

每日 1 剂，水煎服，早晚各服用 1 次。

功效

温阳化阴，健脾益气。

方解

方中的桂枝、半夏、炙甘草、陈皮、香附、柴胡温中健脾，疏肝理气；茯苓、炒麦芽、枳壳健脾化湿，利水消肿；苍术、黄芪、党参益气健脾；升麻宣发散邪、开窍醒脾。

消化不良

　　消化不良是由胃动力障碍所引起的疾病,也包括胃蠕动不好的胃轻瘫和胃食管反流。引起消化不良的原因包括胃和十二指肠部位的慢性炎症,使食管、胃、十二指肠的正常蠕动功能失调。

　　根据病因,消化不良主要分为功能性消化不良和器质性消化不良。功能性消化不良属于中医的"脘痞""胃痛""嘈杂"等范畴,其病在胃,涉及肝脾等脏器,宜辨证施治,予以健脾和胃、疏肝理气、消食导滞等方法治疗。

健脾消痞丸

处方

　　枳实(炒成黄色,去瓤)28 克,白术 60 克。

制法

　　将上药研成细末,与荷叶裹烧饭为丸,如梧桐子大,每服 55 丸,用温水送下,不拘时候。

功效

　　消痞健脾。

方解

　　本方重用白术燥湿健脾,以助脾动,为主药。辅以枳实下气化滞,消除痞满。更取性善升清之荷叶,与下气降浊之枳实相伍,使清升浊降,脾胃调和。荷叶裹烧饭和药为丸,滋养谷气以助白术养胃健脾。

消食平胃散

处方

茯苓、山楂、神曲、麦芽各 16 克，苍术、厚朴、陈皮、半夏各 13 克，甘草 4 克。

制法

水煎取汁，每日 1 剂，分 5 次温服。

功效

消食化积，燥湿健脾。

方解

方中的茯苓、山楂、神曲、麦芽健脾消食，化湿行气；苍术、厚朴、陈皮、半夏理气行气，平胃化滞；甘草则有调和药性之效。

温中和胃汤

处方

黄芩 10 克，黄连、甘草各 6 克，炮姜 4 克，太子参 16 克，大枣、苦杏仁、厚朴、半夏各 13 克。

制法

水煎服，每日 1 剂，早晚 2 次分服。

功效

调和胃肠，辛开苦降。

方解

方中的黄芩、黄连、甘草、炮姜清热燥湿，温中和胃；太子参、大枣、苦杏仁、厚朴、半夏补脾益胃，理气化痰，调和脾胃。

消食健胃丸

处方

神曲6克，山楂18克，半夏、茯苓各7克，陈皮、连翘、莱菔子各4克。

制法

将药加水500毫升，煎取汁300毫升，分3次，饭后服，每日1剂。

功效

和胃消食。

方解

方中的神曲、山楂行气化滞，消食导滞；半夏、茯苓理气化痰，和胃健脾；陈皮、连翘、莱菔子燥湿化痰，疏肝理气，以调和脾胃功能。

慢性胃炎

慢性胃炎是指由不同病因引起的各种慢性胃黏膜炎性病变，是一种常见病，其发病率在各种胃病中居首位。根据病理变化的不同，慢性胃炎可分为慢性浅表性胃炎、慢性萎缩性胃炎和特殊类型胃炎。

慢性非浅表性胃炎指胃黏膜在细菌、不洁食物的刺激下发生的非萎缩性、慢性炎症，可导致恶心、呕吐、餐后饱腹等不适；慢性萎缩性胃炎指胃黏膜上皮反复遭受损害，导致固有腺体减少，多数患者无明显不适，但也可出现上腹隐痛、反酸、食欲减退等症状；特殊类型胃炎可能与幽门螺杆菌感染、肝胆疾病等有关，胃黏膜发生慢性、炎性改变，胃黏膜持续存在充血、水肿、糜烂等异常，可表现为胃胀、呕吐、反酸等不适。

补气健胃汤

处方

炙甘草6克，人参（去芦）、白术、茯苓（去皮）各7克。

制法

将上药研为细末，每次服10克，用水一盏，煎至七分，口服，不拘时候。

功效

健脾益气。

方解

方中的人参补虚益气，为君药。脾虚易致水湿内生，湿浊内生，脾又易为湿困，故配以白术燥湿健脾，与人参相须为用，增强补中气、益脾胃之力，为臣药。茯苓健脾渗湿，与白术相配，尤善于健脾祛湿，以促进脾胃纳化水谷、运化水湿之功，为佐药。炙甘草调和诸药。

疏肝清化汤

处方

白芍、柴胡、枳壳、神曲、佛手各13克, 炙甘草、炙鸡内金各6克, 黄连4克, 吴茱萸1.5克, 蒲公英、生麦芽各28克。

制法

水煎服, 每日1剂, 煎煮2次和匀, 共约350毫升, 分早晚2次于饭后1.5小时温服。症状缓解、病情稳定后, 按上方比例研末, 每次取6克, 分2次于饭后1.5小时开水调服, 以20～50天为宜, 以资巩固。

功效

疏肝清化, 疏胃和中。

方解

方中的白芍、柴胡、神曲、佛手、炙甘草、炙鸡内金疏肝解郁, 调和肝胆; 枳壳、黄连、吴茱萸清热泻火, 燥湿利胆; 蒲公英、生麦芽利水渗湿, 通利大肠。

行气越鞠丸

处方

川芎、香附、苍术、栀子、神曲各6～13克。

制法

研药为末, 用水和为丸, 每服8克, 温开水送服, 或作汤剂煎服。

功效

行气解郁。

方解

方中的香附性温，可解郁行气，气行则血行，气畅则痰、火、湿、食诸郁自解，为君药。川芎祛瘀活血，以治血郁，又能行血中之气，以助香附行气解郁之功；栀子清热泻火以治火郁；苍术燥湿运脾以治湿郁；神曲导滞消食以治食郁。此四种共为佐药，与香附五药合用，各具特性，行气为先，统治六郁。

清胃泻火汤加味

处方

黄芩、半夏各 11 克，干姜 4 克，党参 28 克，炙甘草 6 克，黄连 13 克，大枣 7 克。

制法

每日 1 剂，水煎服，每日 3 次，饭后服用。

功效

益气养胃。

方解

方中的黄芩、黄连清热苦寒，与半夏、干姜配用，辛开苦降，寒热并用，阴阳并调，佐以党参、炙甘草、大枣甘温益气补其虚，促使脾胃运化如常。半夏为胃脘痛常用药，其功专入脾胃，尤擅和胃消痞；黄芩、黄连能清胃泻火，并能清热燥湿。

第三节　循环系统疾病

冠心病

　　冠心病，全称冠状动脉粥样硬化性心脏病，是一种缺血性心脏病。冠状动脉（冠脉）是唯一供给心脏血液的血管，当冠状动脉发生粥样改变，造成供养心脏血液循环障碍，引起心肌缺血、缺氧或坏死而出现胸痛、胸闷等不适，这种心脏病便是冠心病。

　　冠心病属中医"胸痹"的范畴。导致冠心病的危险因素有很多，除了年龄、遗传等不可控因素外，还包括高血压、血脂异常、糖尿病、肥胖、吸烟等因素。对这些因素进行积极防控，将有助于预防冠心病。

补气温阳汤

处方

　　瓜蒌 28 克，黄芪 118 克，僵蚕、桃仁、红花、当归、甘草、川芎各 13 克，薤白、泽兰、桔梗、地龙各 16 克，柴胡、枳壳各 11 克，川牛膝 18 克。

[制法]

水煎服，每日1剂，分2次，在早晚空腹时服用。

[功效]

活血祛瘀，补气温阳。

[方解]

方中的黄芪补心益气；当归、川芎、桃仁、红花、泽兰、川牛膝化瘀活血；瓜蒌、僵蚕、薤白、地龙通络祛瘀化浊；柴胡、枳壳、桔梗、甘草解郁疏肝、宣通心肺之气。诸药合用，可使心气旺盛，痰化络通，血脉流畅。

通络止痛汤

[处方]

丹参、赤芍、葛根、炒酸枣仁各28克，黄芪50克，乳香、当归、没药各13克，川芎、桑寄生、甘草各6克。

[制法]

水煎服，每日1剂，分2次，早晚服用。

[功效]

活血益气，止痛通络。

[方解]

方中的黄芪、甘草、川芎活血益气；丹参、赤芍活血化瘀；乳香、没药通络活血，止痛；当归、葛根活血通络；桑寄生活血补肾；炒酸枣仁益气安神。诸药相合, 共奏活血益气、止痛通络之功, 正与气虚血瘀之病机相符, 故可取得良好疗效。

益气通阳汤

处方

黄芪 30 ～ 60 克, 枳壳、红花、桃仁、赤芍、川芎、柴胡、牛膝、当归、生地黄、生甘草各 13 克, 桂枝 10 ～ 16 克。

制法

水煎服, 每日 1 剂, 每日 2 次, 早晚分服。

功效

益气通阳, 活血化瘀。

方解

方中的桃仁、红花、川芎、赤芍祛瘀活血; 当归、生地黄活血养血; 柴胡、枳壳理气疏肝; 牛膝通经破瘀; 生甘草缓急且通百脉以调和诸药; 桂枝温心通阳; 黄芪可升阳益气, 恢复心肌细胞活力, 故适用于冠心病。全方对治疗冠心病有较好效果。

升阳益气汤加味

处方

人参 6 克（或党参 10 ～ 16 克）, 黄芪 28 克, 白术、当归、陈皮各 13 克, 升麻、炙甘草各 5 克, 柴胡 9 克, 丹参、茯苓各 18 克。

[制法]

将人参先泡半小时，合诸药加水适量，小火煎煮半小时，取汁400毫升，分早晚2次温服。服药2周为1个疗程，可连续服用3个疗程。

[功效]

益气升阳，调补脾胃。

[方解]

本方以黄芪为主，补中益气；白术、人参、炙甘草健脾益气；柴胡、升麻清阳升举；当归、丹参补血活血；陈皮理气以使补而不滞；茯苓健脾利水，养心安神。

心肌梗死

心肌梗死是指心肌的缺血性坏死，为在冠状动脉病变的基础上，冠状动脉的血流急剧减少或中断，使相应的心肌出现严重而持久的急性缺血，最终导致心肌的缺血性坏死。临床症状有剧烈而较持久的胸骨后剧烈疼痛、发热、白细胞计数增高、血清心肌酶升高，以及心电图反映心肌急性损伤、缺血和坏死的一系列特征性演变，并可发生心律失常、休克或心力衰竭。

心肌梗死属于中医"胸痹"之重症，中医称之为"真心痛""厥心痛"。其特点为剧烈而持久的胸骨后疼痛，伴有心悸、水肿、肢冷、喘促、汗出、面色苍白等症状，严重者甚至会危及生命。

❰ 理气通络汤 ❱

【处方】

五味子、三七、葛根、柏子仁、炙甘草、丹参各 18 克，黄芪 28 克，郁金 13 克，赤芍、麦冬、山楂、五灵脂、延胡索、川芎各 16 克。

【制法】

水煎服，每日 1 剂，每日 2 次，早晚分服。30 天为 1 个疗程。

【功效】

养阴益气，通络活血。

【方解】

方中的黄芪、炙甘草温心补阳，补心益气；麦冬、五味子养心滋阴；郁金、山楂、三七、葛根、赤芍、五灵脂、川芎、丹参、延胡索理气活血通络；柏子仁养心安神。

❰ 活心通脉方 ❱

【处方】

黄芪 10～28 克，丹参 15～28 克，三七 6～13 克，郁金、生蒲黄各 11 克，川芎、枳壳、淫羊藿各 13 克，当归、瓜蒌皮、生山楂、葛根各 16 克。

【制法】

水煎服，每日 1 剂，分早晚 2 次服用。

功效

通脉活血, 宽胸宁心。

方解

方中的黄芪、丹参、三七滋养心脏, 增强心肌功能; 郁金、生蒲黄、当归、瓜蒌皮活血化瘀, 改善心脏供血; 生山楂化浊降脂; 葛根通经活络; 川芎、枳壳、淫羊藿舒筋活血, 可以促进血液循环。

清解心热汤

处方

生地黄 16 克, 竹叶、水牛角各 3 克, 玄参、金银花、麦冬各 9 克, 连翘、丹参各 6 克, 黄连 5 克, 柴胡、枳实、白芍、炙甘草各 11 克。

制法

水煎服, 每日 1 剂, 每日分 3 次温服, 6 剂为 1 个疗程, 需用药 5 ~ 8 个疗程。

功效

行气通脉, 清解心热。

方解

方中的水牛角清热解毒凉血; 黄连清心化热; 生地黄、玄参凉血清热; 金银花、连翘、竹叶除烦清心, 解毒清热; 麦冬养阴清热生津; 丹参活血化瘀, 安神清热; 柴胡疏肝行气; 枳实降浊行气; 白芍敛阴止痛缓急; 炙甘草和中益气。

黄芪养心汤

处方

人参、黄芪、黄精、赤芍、麦冬各 16 克，西洋参、五味子、川芎、檀香、砂仁、炙甘草各 13 克，桂枝 6 克。

制法

将药物用水 800 毫升浸泡半小时，文火煎取 200 毫升；再次加水 600 毫升，取汁 200 毫升。两煎药汁兑匀，分 2 次于早、晚饭后 1.5 小时温服，每日 1 剂。

功效

保元益气，养阴生津。

方解

方中的人参、黄芪、黄精、赤芍、麦冬滋养心脏，调和心气；西洋参、五味子、川芎、檀香、砂仁可以调理神经系统，起到益气安神的作用；炙甘草有和中益气、调和药性之效；桂枝温阳通阳、助阳固表。

当归逐瘀汤

处方

牛膝、生甘草各 6 克，当归、川芎、赤芍、生地黄、桃仁、红花、柴胡、枳壳各 13 克，黄芪 30～60 克，桂枝 13 克。

制法

水煎服，每日 1 剂，分 2 次，早晚服用。8 日为 1 个疗程，连续治疗 2～4 个疗程。

功效

活血养血，疏肝和血。

方解

方中的当归、川芎、赤芍、桃仁、红花等能活血化瘀，舒筋活络；牛膝、生地黄清热凉血，滋阴养血；黄芪则有补气扶正、增强体质之效；桂枝温阳通阴，助阳固表；柴胡疏肝解郁；枳壳理气宽中，行滞消胀；生甘草和中益气并调和诸药。

心律失常

心律失常指心律起源部位、心搏频率与节律及冲动传导等任何一项异常。心律失常可见于各种器质性心脏病，其中以冠状动脉粥样硬化性心脏病、心肌病、心肌炎和风湿性心脏病为多见，尤其在发生心力衰竭或急性心肌梗死时。发生在基本健康者或自主神经功能失调患者中的心律失常也不少见。其他病因有电解质或内分泌失调、麻醉、低温、胸腔或心脏手术、药物作用和中枢神经系统疾病等。部分病因不明。

此病是心血管疾病的一种。它既可以单独发病，也可与其他心血管疾病伴发。按照主要病因，可将其分为先天性和后天获得性。其中，后天获得性包括生理性因素和病理性因素，心脏以外的器官发生结构或功能改变时亦可诱发心律失常。

黄芪养心汤

处方

黄芪 38 克, 丹参、茯神、黄精各 28 克, 炙甘草、川芎、苦参、五味子各 13 克, 酸枣仁 11 克, 远志 5 克, 茯苓、党参、熟地黄各 16 克。

制法

水煎服, 每日 1 剂, 加水 500 毫升, 煎至 250 毫升, 分 2 次服。12 剂为 1 个疗程, 每个疗程之间, 根据病情间隔 3 ~ 5 天。

功效

活血行气。

方解

方中黄芪为君药, 养心益气; 黄精、党参、炙甘草为臣药, 君臣协力大补元气、养心气, 资脉之本源; 五味子收敛心气, 与熟地黄合用能固元益肾; 茯神、酸枣仁、远志、茯苓共奏养心安神之功, 定心镇气, 治疗失眠健忘; 丹参、苦参强心活血, 安五脏; 川芎为血中之气药, 有活血行气之功, 辅佐君臣。

温阳强心汤

处方

茯苓 11 克, 桂枝、白术、甘草、血竭、鸡血藤、川芎、苦参各 13 克。

制法

水煎服, 每日 1 剂, 早晚 2 次分服, 28 天为 1 个疗程。

[功效]

活血化瘀。

[方解]

方中的桂枝化气通阳；茯苓、白术健脾淡渗，恢复脾之运化功能，化生气血，清除水饮；甘草能下气除烦，补中，使阳气振奋，血脉充足，心有所养，症状消除；血竭、鸡血藤、苦参共用，化瘀活血，疏通心脉；川芎宣通心气。将药合用，有温阳强心、宽胸通脉的功用。

◀ 扶助心阳汤 ▶

[处方]

制附子（先煎）、红参各 18 克，细辛 5 克，丹参 23 克，麻黄、麦冬、当归、郁金各 16 克。

[制法]

水煎服，每日 1 剂。

[功效]

扶助心阳，温补脾肾。

[方解]

方中的制附子温阳散寒，祛风除湿；细辛有助于激发心阳、提高心脏的活力；红参大补元气，益气摄血；丹参活血化瘀，凉血安神；麻黄宣肺散寒，发汗解表；麦冬滋阴清热，生津润燥；当归补血养血，调经止痛；郁金活血化瘀，消肿止痛。

温通心脉宁

处方

龙骨、牡蛎各 18 克，黄芪、葛根、丹参各 28 克，当归、白芍各 16 克，桂枝、川芎、五味子各 13 克，甘草 6 克。

制法

水煎服，每日 1 剂，每日 2 次，分早晚服用。

功效

活血益气，温通心阳。

方解

方中的黄芪、丹参补气活血，提高心肌血液循环，营养心肌；川芎、当归活血补血、养血；葛根通脉升阳；桂枝温阳通心；龙骨、牡蛎潜镇安神定悸；五味子收敛心气，安心养神；白芍止痛缓急；甘草补益心气，益气复脉。诸药配伍后，具有活血益气，温阳通心，安神定悸的作用。

温通经脉汤

处方

桂枝 11 克，细辛 10～16 克，淫羊藿 16 克，黄芪 30～60 克，红参 6～16 克（另炖），麻黄 4 克，巴戟天、熟附子（先煎）、炙甘草各 13 克。

制法

水煎服，每日 1 剂，分早晚 2 次，饭后服用。28 天为 1 个疗程。

[功效]

散寒温阳。

[方解]

本方以熟附子、巴戟天、淫羊藿温经通脉, 振奋心肾阳气; 红参补元气, 鼓舞气血运行; 黄芪、炙甘草补心益气; 细辛、桂枝、麻黄活血温经散寒, 宣畅心脉; 细辛性温, 既温运心阳, 又鼓舞肾阳。全方具散寒温阳、益气复脉之功。

第三章　妇科疾病

第一节　女性常见病

 月经不调

月经不调，又名月经失调，是一种妇科常见病，主要表现为女性的月经周期不准时（忽早忽晚）、月经量不正常（过多或过少）、月经血色有问题（或明或暗），也表现为经期前或者经期有腹痛、头晕、乏力等症状。

月经不调的病因可能是身体某个器官的疾病所引起，也可能是某神经器官功能紊乱所引起。如血液病、高血压病、肝病、内分泌病、流产、异位妊娠、葡萄胎、生殖道感染、肿瘤等全身性疾病都可能引起月经不调。

顺气调经丸

处方

香附 500 克，白芍、当归、川芎、熟地黄各 120 克，陈皮、白术、泽兰各 90 克，甘草、黄柏各 28 克。

制法

将药研细末，过筛，酒糊为丸，每服 6 克，日服 2～3 次。也可改作汤剂，水煎服，用量按原方比例酌情增减。

[功效]

顺气调经，养血行瘀。

[方解]

方中的当归、白芍、川芎、熟地黄活血养血，香附疏肝理气，共为君药。泽兰活血除瘀，为臣药。陈皮、白术、甘草健脾除湿、以滋化源，黄柏清热化湿，共为佐药。甘草兼为使药。诸药合用，有养血行瘀、顺气调经之功效。

止血固经丸

[处方]

白芍、黄芩、龟板各28克，椿皮21克，黄柏7克，香附7.6克。

[制法]

将药研细末，酒糊为丸，每日1～3次，每次6克，温开水送服。亦可按原方比例酌定，水煎服。

[功效]

清热滋阴，止血固经。

[方解]

方中龟板滋阴降火而益肾，白芍敛阴益血以柔肝，为君药。黄柏泻火以坚阴，黄芩清热以泻火，为臣药。椿皮收涩止带、止血，香附疏肝理气、调经止痛，为佐药。诸药配伍，使阴血得养，气血调畅，火热可清，则经多、崩漏自止。

补血调血汤

处方

川芎 6 克, 当归、白芍各 7 克, 熟地黄 11 克。

制法

水煎服。每日 1 剂, 每日 3 次, 温开水服。

功效

调血补血。

方解

方中的熟地黄味厚质润, 入肝、肾经, 长于补血滋阴, 填精补髓, 乃滋阴补血之要药, 用为君药。当归长于补血, 兼能活血, 又善调经, 中医称其"补中有动, 行中有补, 诚血中之气药, 亦血中之圣药也", 本方用为臣药, 一则助熟地黄补血之力, 二则行经隧脉道之滞。川芎活血行气, 白芍养血调经, 为佐药。

泻热逐瘀方

处方

大黄、桃仁各 11 克, 桂枝、炙甘草、芒硝各 6 克。

制法

水煎服。每日 1 剂, 分 3 次温服。

功效

泄热逐瘀。

方解

方中的大黄除瘀泄热，桃仁活血祛瘀，二者合用，直达病所，瘀热并治，共为君药。芒硝助大黄攻逐瘀热，桂枝通血行脉，助桃仁破血祛瘀，又防寒药遏邪凝瘀之弊，两者同为臣药。炙甘草益气补中，缓诸药峻烈之性，以防逐瘀伤正，为佐药。五药配伍，有通便泄热、破血下瘀之功。

不孕症

不孕症是指由于女方自身的因素引起的未避孕而不受孕的疾病。据统计，女性不孕以输卵管及卵巢因素引起的不孕症占多数。不孕症分为原发性不孕及继发性不孕。原发性不孕是指婚后从未受孕者，继发性不孕是指曾有过妊娠者。

不孕症又分为绝对不孕及相对不孕。绝对不孕是指女方有先天性或后天性解剖上或功能上的缺陷，无法矫治而不能受孕；相对不孕是指女方因某种因素阻碍受孕，导致暂时不孕。

党参送子汤

处方

当归、党参、川芎、乳香、没药、延胡索、生蒲黄（另包）、五灵脂各16克，肉桂、干姜、炙甘草各14克，白芍28克。

制法

水煎服。每日1剂，每天2次，服至经来当日。

功效

散寒温经，祛瘀止痛。

方解

方中的肉桂、干姜散寒温经；当归、川芎、乳香、没药、延胡索、生蒲黄、五灵脂止痛祛瘀；党参补气活血；白芍、炙甘草止痛缓急。全方共奏散寒温经、祛瘀止痛之效。

不孕不育汤

处方

香附、胆南星、茯苓、丹参、炒白术、红花、月季花各 11 克，苍术、陈皮、川芎、乌药各 7 克，益母草 16 克。

制法

水煎服。每日 1 剂，每天 3 次，连服 3 个月。

功效

除湿化痰，行气活血。

方解

方中的苍术、炒白术、茯苓利湿健脾；香附、乌药、陈皮理气补中；胆南星化痰；川芎、红花、丹参、月季花、益母草调经活血。全方共奏化痰除湿、行气活血之效。

急性乳腺炎

　　急性乳腺炎是乳腺的急性化脓性感染，是乳腺管内和周围结缔组织炎症。此病多发生于产后哺乳期的妇女，尤其是初产妇更为多见，发病多在产后3～4周。大多由金黄色葡萄球菌感染所致，链球菌感染较为少见。

　　急性乳腺炎分为急性单纯性乳腺炎、急性化脓性乳腺炎、乳房脓肿。急性单纯性乳腺炎表现为乳房的胀痛、皮温高、压痛；急性化脓性乳腺炎表现为乳房疼痛、乳房肿块和发热等全身症状；乳房脓肿表现为局部肿痛、皮肤红肿，还可引起发热、寒战等全身感染症状。

醒消丸

处方

　　乳香（去油）、没药（去油）各30克，麝香4.5克，雄黄15克。

制法

　　将上药研细末，和匀，再用煮烂的黄米饭30克，捣和为丸，如莱菔子大，晒干，不可用火烘烤。每服1.5～3.0克，每日服2次，以热陈酒送下，微醉为度，睡卧取汗，酒醒痛消，故名醒消丸。不饮酒者，也可用温开水送服。

功效

　　消肿止痛。

方解

方中雄黄解毒消肿，麝香行散消肿，乳香、没药活血消肿。诸药皆有消肿散结之功。

瓜蒌牛蒡汤

处方

瓜蒌12克，牛蒡子、天花粉、黄芩、栀子、连翘、皂角刺、金银花各9克，甘草、陈皮、青皮、柴胡各3克。

制法

水煎服，每日1剂。

功效

清热疏肝，通乳散结。

方解

方中用柴胡、青皮、陈皮疏肝理气，化痰解郁；栀子、黄芩、连翘、金银花清热解毒；牛蒡子、瓜蒌清热解毒，消肿散结；天花粉清热生津；皂角刺活血消肿散结，溃疮排脓；甘草清热解毒，调和诸药。

解毒散结散

处方

紫丹参14克，蒲公英18克，青皮、川芎各10克，炙麻黄、生甘草各6克。

[制法]

将药用开水浸泡,煮沸约 15 分钟,取汁温服。

[功效]

解毒散结,宣通利水。

[方解]

方中的紫丹参清热解毒,消肿散结;蒲公英清热解毒,利湿消肿;青皮、川芎活血化瘀,行气解滞;炙麻黄、生甘草散寒解毒,调和药性。

疏肝理气汤

[处方]

蒲公英、生麦芽各 28 克,柴胡、青皮、橘叶各 4.6 克,当归、赤芍、金银花、连翘各 7 克,路路通 6 克。

[制法]

每剂煎 2 次,每日 1 剂,过滤去药渣,得药液约 400 毫升,分早晚 2 次服。3 天为 1 个疗程。

[功效]

理气疏肝,和营通乳。

[方解]

方中的柴胡、青皮、橘叶疏肝泄气;金银花、连翘清阳明之胃火;生麦芽健胃醒脾;蒲公英、路路通疏通乳络;当归、赤芍补气凉血。

消痈散结汤

处方

蒲公英 18 克, 金银花、连翘、漏芦、皂角刺、路路通、牡丹皮、赤芍各 16 克。

制法

每日 1 剂, 每剂煎 2 次, 过滤去药渣, 得药液约 400 毫升, 分早晚 2 次服。3 天为 1 个疗程。

功效

消痈散结, 清热解毒。

方解

方中的金银花、连翘、蒲公英解毒清热、散结消痈; 漏芦消痈下乳; 皂角刺排脓托毒; 牡丹皮、赤芍、路路通凉血清热, 活血祛瘀。

围绝经期综合征

围绝经期综合征, 又名更年期综合征, 是女性在围绝经期由性激素波动或体内激素水平降低所致的内分泌、躯体和心理变化引起的一系列以自主神经功能紊乱为主的综合征。此病多发生于女性 45～55 岁之间, 可持续至绝经后 2～3 年, 少数人持续到绝经后 5～10 年症状才会减轻或消失。

女性更年期综合征主要表现为: 第一, 月经逐渐减少, 也有的月经量增多, 伴有大量血块等情况, 逐渐丧失生殖能力; 第二, 自主神经功能紊乱, 会出现头晕目眩、头痛耳鸣、性情急躁等症状；第三，出现心悸、血压增高、肥胖、下肢水肿、关节疼痛、骨质疏松等症状。

养血安神汤

处方

钩藤 16 克，莲子心 6 克，怀山药、山茱萸、茯苓、紫贝齿（先煎）、牡丹皮、熟地黄各 14 克，浮小麦 28 克（包煎）。

制法

水煎服，每日 1 剂，每日 2 次，分早、晚服用。30 天为 1 个疗程。

功效

滋阴补肾。

方解

方中的熟地黄、怀山药、山茱萸肉、茯苓补肾滋阴；钩藤、牡丹皮、莲子心、紫贝齿、浮小麦清降心肝气火，心肝气火降则神魂自宁。全方滋阴补肾、心肾合治，对改善和控制围绝经期综合征有良好的作用。

补肾扶阳汤

处方

当归、枸杞子、杜仲、茯苓、牡丹皮各 11 克，熟地黄、淫羊藿、黄芪、怀牛膝各 16 克，炒白术 7 克，知母、炙甘草各 14 克。

[制法]

水煎服, 每日 1 剂, 每日 2 次, 分早、晚服用。14 天为 1 个疗程。

[功效]

养血温润, 化瘀活血。

[方解]

方中的熟地黄、淫羊藿、黄芪、枸杞子、杜仲、怀牛膝益肝补肾、补气血, 以滋先天; 当归养血温润; 牡丹皮化瘀活血, 调和冲任; 知母泻相火以养阴; 茯苓、炒白术、炙甘草健脾补中。

调节阴阳汤

[处方]

枸杞子、山药各 18 克, 熟地黄 26 克, 制首乌 16 克, 白蒺藜 11 克, 山茱萸、茯苓、黄芪、当归、鹿角胶各 14 克。

[制法]

水煎服, 每日 1 剂, 每日 2 次, 分早、晚服用。15 天为 1 个疗程。

[功效]

健脾益气, 滋阴补肾。

[方解]

方中的熟地黄、枸杞子、制首乌、当归、山茱萸、鹿角胶滋阴补肾; 白蒺藜潜阳平肝; 茯苓、黄芪、山药健脾益气。诸药合用, 可滋阴补肾、益气健脾、调节阴阳, 从而达到治疗此病的目的。

清心除烦饮

处方

檀香、附子、龟板、黄柏、砂仁、合欢花、炙甘草、赤芍、白芍、桂枝各 16 克, 龙骨、牡蛎各 28 克, 丹参 26 克, 生姜 10 片, 大枣 10 枚。

制法

水煎服, 每日 1 剂, 每日 2 次, 分早、晚服用。饭后服。

功效

益气补中。

方解

方中的檀香、附子、龟板、黄柏清热降火, 安神定志; 大枣补中益气, 养血安神; 砂仁、合欢花、赤芍、白芍可以舒缓情绪, 安定心神; 丹参、桂枝活血化瘀, 舒筋活络; 龙骨、牡蛎则能安神镇静; 炙甘草补益心气, 益气复脉。

肝肾阴虚汤

处方

牡蛎、龙骨各 28 克, 百合 50 克（后下）, 煅龟板 16 克, 阿胶 14 克（烊化）。

制法

水煎服, 每日 1 剂, 每日 2 次, 分早、晚服用。

功效

滋养肾阴。

方解

方中的百合有安神清心的作用；龙骨、牡蛎平肝潜阳、安神镇静，对阴虚阳亢所致的烦躁不安、心悸失眠、头晕耳鸣有较好的效果；煅龟板潜阳滋阴、健骨益智、养血补心；阿胶止血补血、滋阴。全方共奏滋养肾阴，佐以潜阳之功效。

第二节　妊娠、分娩不适症

妊娠呕吐

妊娠呕吐是指孕妇在妊娠早期表现轻度恶心呕吐的现象。但若呕吐频繁，不能进食，以致发生脱水、代谢失常、营养障碍，则称妊娠剧吐。妊娠呕吐的原因尚不十分清楚，多与营养不良、激素水平升高、肝功能异常、心理状况等因素有关。

这些症状的严重程度和持续时间因人而异，多数在孕6周前后出现，8～10周达到高峰，孕12周左右自行消失。少数孕妇的早孕反应过于严重，频繁恶心呕吐，不能进食，以致发生体液失衡及新陈代谢障碍，甚至危及孕妇生命。

调和阴阳汤

处方

白芍11克，桂枝14克，炙甘草6克，生姜3片，大枣12枚。

制法

水煎服,每日1剂。呕吐严重者,适当配合西药纠酸补液。

功效

平冲降逆,调和阴阳。

方解

方中的桂枝有补中和胃之功,伍以酸苦之白芍,可敛桂枝之辛温;桂枝配炙甘草,辛甘化阳;白芍伍甘草,酸甘化阴;生姜可止呕化痰;大枣健脾益气。诸药合用,共奏调阴阳,和气血,平冲降逆之功。

化饮止呕方

处方

紫苏叶、黄连、砂仁、鲜煨姜各4克,淡吴茱萸1.6克,姜竹茹、陈皮、枯黄芩各6克,白术、制香附子各14克。

制法

水煎2次,每日1剂,早晚各1次。

功效

清热降逆,平肝和胃。

方解

方中的紫苏叶、黄连、砂仁、鲜煨姜、淡吴茱萸调和胃气,化痰止呕;姜竹茹、陈皮、枯黄芩理气化痰且止呕;白术、制香附子则有健脾胃、固表止汗的作用。

理气止呕方

【处方】

竹茹、陈皮、砂仁、厚朴、麦冬各 7 克, 杜仲 11 克, 黄芩、枳壳、川芎各 6 克, 白术（炒）16 克, 柴胡、生姜、川贝母各 4 克。

【制法】

水煎 2 次, 每日 1 剂, 早晚分服。

【功效】

清解少阳, 理气止呕。

【方解】

方中的竹茹、陈皮、砂仁、厚朴理气健胃, 行气止呕; 柴胡升举胃清阳之气; 生姜温中止呕, 化痰止咳; 川贝母清热润肺, 化痰止咳; 杜仲、黄芩、枳壳、川芎理气祛痰, 止泻止呕; 白术、麦冬则可以健脾益气, 有润肺止渴的功效。

顺气清胃方

【处方】

姜半夏、炒白术、黄芩、陈皮各 4.6 克, 姜竹茹、白芍、紫苏梗、旋覆花各 6 克, 茯苓 7 克。

【制法】

水煎, 分 6 次服。

【功效】

降逆止呕, 顺气和胃。

方解

方中的姜半夏、茯苓、陈皮健脾和胃，化痰利湿；白芍理血平肝，以敛厥阴上逆之气；旋覆花降逆止呕；紫苏梗、姜竹茹宽胸醒脾，止呕降逆；炒白术、黄芩清热健脾，为安胎圣药。全方开泄降气，养胃健运，化痰止呕，清热安胎。

产后身痛

产后身痛，又名"产后遍身疼痛""产后关节痛""产后痹证""产后痛风"。此病是指产妇在产褥期内，出现肢体与关节酸痛、麻木、重着为主要表现的疾病。在西医学上，产褥期因风湿、类风湿引起的关节痛、产后坐骨神经痛、产后血栓性静脉炎等出现类似症状者，可与本病互参。

此病的常见病机有血虚、风寒、血瘀、肾虚。发病机理主要是产后营血亏虚，经脉失养或风寒湿邪乘虚而入，稽留关节、经络所致。产后身痛的发生与产褥期的生理状况密切相关，产后气血虚弱，或产时耗伤肾气皆可致产后身痛。

止痛化瘀汤

处方

甘草、川芎、地龙、五灵脂（炒）、没药各 6 克，羌活、香附、秦艽各 4 克，牛膝、桃仁、红花、当归各 7 克。

制法

水煎服, 每天 1 剂。

功效

祛风除湿, 活血化瘀。

方解

方中的甘草、川芎、地龙、五灵脂、没药活血化瘀, 适用于因瘀血阻滞引起的各种疼痛症状; 羌活、香附、秦艽祛风散寒, 活血通络; 牛膝、桃仁、红花、当归滋阴养血, 活血化瘀。

散寒除湿汤

处方

川芎、威灵仙各 7 克, 当归 14 克, 茯苓、独活、桑寄生、牛膝、葛根各 16 克, 秦艽 11 克, 白芍、防风、甘草各 6 克。

制法

水煎服, 每剂煎 1 次, 每日 2 剂, 早晚各 1 剂。6 天为 1 个疗程。

功效

散寒除湿, 养血祛风。

方解

方中的当归、白芍、川芎和血养血; 茯苓、甘草益气补中; 独活、桑寄生、秦艽、防风胜湿祛风; 牛膝补肝肾, 强筋骨, 扶正祛邪; 威灵仙除痹通, 利关节; 葛根解肌。

养血益气汤

处方

薤白、炙甘草各 6 克, 牛膝、当归、白术、黄芪、独活、生姜各 16 克。

制法

水煎服, 每天 1 剂, 分 2 次温服。

功效

养血益气, 散寒通络。

方解

方中的当归养血, 营一身之经脉; 黄芪补气, 运一身之卫阳; 白术健脾补气以生血; 独活通经络; 牛膝壮筋强脉; 炙甘草和中益胃; 生姜温胃散邪; 薤白通阳散结, 行气导滞。综观全方, 补益气血, 以散寒祛风除湿, 扶正兼以祛邪。

独活寄生汤

处方

桑寄生、秦艽、防风、细辛、当归、生地黄、杜仲、牛膝、人参、茯苓、甘草、桂心、芍药各 18 克, 独活 28 克。

制法

水煎服, 每天 1 剂, 分 3 次温服。

功效

除湿祛风, 养血补肾。

方解

方中的桑寄生、秦艽、防风、细辛祛风散寒, 活血化瘀; 当归、生地黄、杜仲、牛膝、人参、茯苓、甘草、桂心、芍药滋补益气, 活血化瘀, 温经通络; 独活活血祛风, 疏通经络。

产后恶露不绝

产后恶露不绝, 以胎盘娩出后, 胞宫内的余血浊液持续 6 周以上仍淋漓不净为主要临床表现的产科病证。出现这种情况的原因有产后子宫修复不良、子宫内膜炎、胎盘或胎膜残留、盆腔感染等。

此病有可能会出现恶露异常、发热、腹痛等症状。如果感染较重或持续存在, 还可能会导致输卵管炎症, 引起输卵管狭窄、粘连等异常情况。感染后易出现乏力、消瘦、食欲不佳、头晕、头痛等症状。

调经暖宫丸

处方

当归、藁本、白芍、人参、白薇、川芎、牡丹皮、桂心、白芷、白术、茯苓、延胡索、甘草、赤石脂、没药各 28 克, 香附 450 克。

制法

前 13 味药用酒浸泡 5 日, 烘干, 与余药共研为末, 炼蜜为丸, 每服 5 克, 日服 2 次。亦可用饮片作汤剂, 水煎服, 用量按原方比例酌减。

[功效]

理气止痛,养血祛瘀。

[方解]

方中的白芍、川芎、当归、牡丹皮、没药养血活血,化瘀;藁本、桂心、白芷散寒暖宫;香附、延胡索止痛行气;茯苓、甘草、人参、白术益气养血;赤石脂收敛止血,固涩;白薇清虚热。全方合用,共奏养血祛瘀,调经止痛之效。

扶正止露汤

[处方]

生黄芪、炒党参、蒲黄炭各 11 克,炒当归身、熟地黄、赤芍、白芍、丹皮炭、益母草、炒杜仲、续断各 14 克,败酱草 18 克。

[制法]

水煎服,每日 1 剂,分 3 次温服。

[功效]

调摄扶正。

[方解]

方中的生黄芪、炒党参、蒲黄炭补益气血,益肾固涩;炒当归身、熟地黄、赤芍、白芍、丹皮炭、益母草、炒杜仲、续断活血化瘀,滋阴固肾;败酱草固涩止泻,收敛止血。

固冲止血汤

【处方】

山药、太子参、仙鹤草、益母草各16克，炮姜、炙甘草各6克，川芎14克，地榆、阿胶、贯众炭、荆芥炭、桃仁各11克。

【制法】

水煎服，每日1剂，分3次温服。

【功效】

活血止血，益气固冲。

【方解】

方中的太子参、山药益气固冲止血；炮姜、桃仁、川芎化瘀散寒；益母草活血止血，增强宫缩；地榆、仙鹤草、贯众炭、荆芥炭止血收敛；阿胶止血养血；炙甘草调和诸药。全方共奏益气固冲，止血活血之效。

益母草煎加减

【处方】

黄柏、黄芩各14克，生地黄、熟地黄、赤芍、山药、续断、蒲黄、五灵脂各11克，益母草16克，甘草4克。

【制法】

水煎服，每天1剂，每剂煎2次，过滤去药渣，得药液约400毫升，分早晚2次温服。

功效

活血止血,滋阴清热。

方解

方中的生地黄、熟地黄共用,大补阴血;黄芩、黄柏清热止血;赤芍、山药柔肝健脾;续断补肾固冲;甘草补益心气,调和诸药。方中加入了五灵脂、蒲黄、益母草,意在祛瘀生新、活血止血。

第四章　男科疾病

第一节　男性内分泌疾病

阳痿

阳痿，是成年男性的一种常见病和多发病，表现为在有性欲要求时，阴茎不能勃起或勃起不坚，或者虽然有勃起且有一定的硬度，但不能保持性交的足够时间，因而妨碍性交或不能完成正常性生活的一种病症，病程3个月以上可确诊。此病多是由房劳过度或手淫等导致的肾精亏损、命门火衰所致。

阳痿可以分为功能性阳痿和器质性阳痿，也可以分为原发性阳痿和继发性阳痿。原发性阳痿是指成年男子在性生活中一次也未能将阴茎纳入阴道；继发性阳痿是指既往有过成功性生活，而后发生的阳痿。

还少丹

处方

山茱萸、茯苓、杜仲（姜汁炒）、肉苁蓉（酒浸）、楮实（酒蒸）、小茴香、石菖蒲、巴戟天（酒浸）、远志、五味子各30克，山药、牛膝（酒浸）各45克，枸杞子、熟地黄各15克。

[制法]

上述诸药加大枣,炼蜜为丸,如梧桐子大。每次 10 克,淡盐汤下,每日 2 次。

[功效]

补肾养心,益阴壮阳。

[方解]

方中的熟地黄、枸杞子、楮实、山药补益肝肾、滋养肾精,巴戟天、肉苁蓉、小茴香温补肾阳,共为君药。山茱萸、五味子补肾固精;杜仲、牛膝补肝肾、强筋骨,为臣药。茯苓、远志、石菖蒲、大枣安神益智,为佐药。诸药合用,共奏补肾养心、益阴壮阳之功。

归脾汤

[处方]

白术、茯神、黄芪、龙眼肉、酸枣仁各 18 克,人参、木香各 9 克,炙甘草 6 克,当归、炙远志各 3 克。

[制法]

上述诸药加生姜 6 克、大枣 1 枚,水煎服,每日 1 剂。

[功效]

益气补血,健脾养心。

[方解]

方中的黄芪补脾益气,龙眼肉补脾气、养心血,共为君药。人参、白术助君药补气,当归助君药养血,均为臣药。茯神、酸枣仁、炙远志宁心安神，木香理气醒脾，皆为佐药。姜枣合用补脾和胃，炙甘草益气补中，并调和诸药而为使药。

活血散瘀汤

处方

当归尾、赤芍、桃仁、川芎、苏木、枳壳、牡丹皮、瓜蒌仁各3克，槟榔2克，大黄6克。

制法

水煎服，每日1剂。

功效

活血化瘀，和营通滞。

方解

方中的川芎、当归尾、苏木、桃仁活血散瘀，消肿止痛；赤芍、牡丹皮凉血散瘀；枳壳、槟榔助大黄行气导滞，气行则血亦行；瓜蒌仁润肠通腑。

柴胡疏肝散

处方

陈皮、柴胡各6克，川芎、香附、枳壳、白芍各5克，炙甘草2克。

制法

用水煎服，每日1剂，每日3次，每次40毫升。

[功效]

疏肝解郁，行气止痛。

[方解]

方中的柴胡疏肝解郁，为君药。香附理气疏肝，助柴胡以解肝郁；川芎行气活血而止痛，助柴胡以解开郁止痛，二药相合，增其行气止痛之功，为臣药。枳壳行气止痛以疏理肝脾，陈皮理气健脾，白芍养血柔肝、缓急止痛，为佐药。炙甘草益气补中并调和诸药。诸药相合，共奏疏肝理气、行气止痛之功。

知柏地黄丸

[处方]

熟地黄 24 克，山茱萸、山药各 12 克，泽泻、茯苓、牡丹皮、知母、黄柏各 9 克。

[制法]

上研为末，炼蜜为丸，如梧桐子大。每服 6 克，空腹温水送下。

[功效]

养阴清热，补益肝肾。

[方解]

方中重用熟地黄滋阴补肾，填精益髓；山茱萸补肝肾，山药益脾阴，两者皆能固精；泽泻利湿泄浊；牡丹皮清泻凉血；茯苓淡渗脾湿；知母、黄柏清热泻火，滋阴润燥。

遗精

遗精是指男性不因性交而精液自行泄出的病症。如果遗精发生在梦中，则称为梦遗；若发生在无梦状态，甚至是清醒状态时，则称为滑精。此病常伴有头昏、眼花、耳鸣、失眠、精神萎靡、腰酸腿软等症状。

中医认为，遗精之证，有虚实之分。实证常因肝火亢盛，湿热下注，扰动精室所致；虚证常因肾虚精关不固，阴虚火旺，内扰精室所致。男性首次遗精一般发生在 11～18 岁，是正常的生理现象，也是青春期发育的标志。

右归丸

处方

熟地黄 24 克，山药、菟丝子、鹿角胶、杜仲各 12 克，山茱萸、枸杞子、当归各 9 克，制附子、肉桂各 6 克。

制法

将熟地黄蒸烂杵膏，余为细末，加炼蜜为丸，每次嚼服 9 克。

功效

温补肾阳，填精益髓。

方解

方中的制附子、肉桂温壮元阳，鹿角胶温肾阳、益精血，共为君药。熟地黄、山茱萸、枸杞子、山药滋阴益肾，填精补髓，并养肝补脾，亦取"阴中求阳"之义，共为臣药。佐以菟丝子、杜仲补肝肾，强腰膝；

当归养血补肝, 与补肾之品相合, 共补精血。诸药合用, 温壮肾阳, 滋补精血。

龙胆泻肝汤

【处方】

龙胆草、黄芩、栀子、泽泻各 3 克, 木通、车前子、当归、生地黄、柴胡、甘草各 1.5 克。

【制法】

水煎服, 每日 1 剂。

【功效】

清泻肝胆实火, 清利肝经湿热。

【方解】

方中的龙胆草清肝胆实火, 泻肝胆湿热; 黄芩、栀子清热燥湿; 车前子、木通、泽泻清热利湿, 导湿热下行; 生地黄养阴; 当归养血活血; 柴胡疏畅肝胆; 甘草调和诸药。

补中益气汤加味

【处方】

黄芪、炙甘草、人参各 15 克, 陈皮、升麻各 6 克, 柴胡 12 克, 白术 10 克, 当归 5 克, 龙骨（先煎）、牡蛎（先煎）各 30 克。

【制法】

水煎服, 每日 1 剂。

[功效]

补中益气，健脾固精。

[方解]

方中的黄芪补中益气，升清阳，益肺气，实皮毛；人参、白术、炙甘草三药益气健脾，助黄芪共建补中益气之功；以当归养血调营以和之；清浊相干，气乱于胸中，故用陈皮理气醒脾，中焦气机畅通，既能助清阳之气上升，又使诸药补而不滞；清气在下，必加升麻、柴胡引导升提，扭转中气下陷之势，升麻引阳明清气上腾，柴胡引少阳清气上行，俾下陷之清阳上升而复其本位，又引黄芪、人参、炙甘草甘温之气味上升，益气升阳，补卫气而固表，使卫外固摄，则恶寒、自汗可除。龙骨、牡蛎有益阴潜阳，收敛固涩的功效。

程氏萆薢分清饮

[处方]

萆薢、丹参、车前子、石菖蒲、炒黄柏各9克，茯苓、白术各6克，莲子心4克。

[制法]

水煎服，每日1剂。

[功效]

清热利湿，去浊分清。

[方解]

方中的萆薢、车前子利水渗湿；茯苓、白术健脾利湿；莲子心清热固涩；丹参、石菖蒲、炒黄柏清热燥湿、泻火解毒。

男性不育症

男性不育症是指，婚后夫妻同居一年以上，未采取任何避孕措施而女方未受孕，其原因在男方者。根据生育能力，男性不育症可分为绝对不育和相对不育；按照临床表现，男性不育症可分为原发性不育和继发性不育；按照性器官病变部位，可分为睾丸前性不育、睾丸性不育和睾丸后性不育。

此病是由多种因素造成的结果，并不是单一的疾病。依病因学分析，影响男性不育的因素有生殖器官的解剖异常，生殖功能紊乱，外源性、机械性损伤和医源性损伤等。

疏肝益肾汤

[处方]

柴胡、熟地黄、山药、山茱萸各 12 克, 白芍、牡丹皮、茯苓、泽泻各 9 克。

[制法]

水煎服, 每日 1 剂。

[功效]

疏肝滋肾。

[方解]

方中的柴胡疏肝解郁；白芍、熟地黄、山药、山茱萸补肝肾, 益脾涩精；泽泻泄肾精之虚火；牡丹皮清热凉血；茯苓利水渗湿。

桃红四物汤

处方

桃仁、当归各9克，熟地黄15克，白芍10克，红花、川芎各6克。

制法

水煎服，每日1剂。

功效

养血活血，祛瘀止痛。

方解

方中的桃仁、红花活血化瘀，行气止痛；熟地黄滋阴养血；当归补血养肝，和血调经；白芍养血柔肝；川芎行气活血。诸药相合，活血而不伤血，化瘀而不伤正。

脾肾双补丸

处方

山茱萸、山药（炒黄）、人参、补骨脂、莲子肉（去心，炒黄）各50克，菟丝子、五味子（蜜蒸，烘干）各75克，肉豆蔻30克，陈皮、砂仁各18克，车前子（炒）、巴戟天各36克。

制法

将上药研为细末，炼蜜和丸，如绿豆大。每次15克，空腹时服之。

功效

滋阴健脾，补肾助阳。

方解

方中的人参、莲子肉、山药、车前子益气,健脾渗湿；菟丝子、山茱萸、肉豆蔻、五味子、巴戟天、补骨脂滋补肾之阴阳；陈皮、砂仁理气运脾,化湿开胃。

第二节　男性泌尿外科疾病

前列腺炎

前列腺炎是泌尿外科的一种常见病。它是在病原体和（或）某些非感染因素作用下引起的前列腺炎症性疾病。患者出现以骨盆区域疼痛或不适、排尿异常等为特征的一组疾病。不规律的性生活、久坐、酗酒、辛辣饮食等都可能是前列腺炎的诱发因素。

前列腺炎包括细菌性前列腺炎、非细菌性前列腺炎和前列腺痛。细菌性前列腺炎又可分为急性细菌性前列腺炎和慢性细菌性前列腺炎。细菌性前列腺炎常有菌尿,而非细菌性前列腺炎或前列腺痛则极少发生尿路感染。

金匮肾气丸

处方

熟地黄 24 克,山药、山茱萸各 12 克,泽泻、茯苓、牡丹皮各 9 克,桂枝、炮附子各 3 克。

[制法]

上述诸药研为细末,炼蜜为丸。每次6克,每日2次,酒送下。

[功效]

温补肾阳,化气行水。

[方解]

方中的桂枝、炮附子温肾助阳,熟地黄、山茱萸、山药滋补肝、脾、肾三脏之阴,阴阳相生,刚柔相济,使肾之元气生化无穷,再以泽泻、茯苓利水渗湿;牡丹皮擅入血分,桂枝可调血分之滞。诸药合用,助阳之弱以化水,滋阴之虚以生气,使肾阳振奋,气化复常。

少腹逐瘀汤

[处方]

小茴香、炙干姜、延胡索、川芎、肉桂、没药各3克,当归、蒲黄(包煎)各9克,炒五灵脂(包煎)、赤芍各6克。

[制法]

水煎服,每日1剂。

[功效]

活血祛瘀,行气通络。

[方解]

方中的当归、赤芍、川芎活血、祛瘀、止痛;小茴香、炙干姜、肉桂温理、祛寒、止痛;蒲黄、炒五灵脂、没药活血、散瘀、止痛;延胡索行气活血。

参苓白术散

【处方】

莲子肉、薏苡仁、缩砂仁、炒桔梗各 9 克，白扁豆 12 克，茯苓、人参、甘草、白术、山药各 15 克。

【制法】

将上述药研为细末，每次 6 克，枣汤送服。

【功效】

健脾益气，渗湿止泻。

【方解】

方中以人参补益脾胃之气，白术、茯苓健脾渗湿，共为君药。山药补脾益肺，莲子肉健脾涩肠，白扁豆健脾化湿，薏苡仁健脾渗湿，均可资健脾止泻之力，共为臣药。佐以缩砂仁芳香醒脾，行气和胃，化湿止泻。诸药相合，益气健脾，渗湿止泻。炒桔梗宣利肺气，一者配缩砂仁调畅气机，治胸脘痞闷；二者开提肺气，以通调水道；三者以其为舟楫之药，载药上行，使全方兼有脾肺双补之功，亦为佐药。甘草、大枣补脾和中，调和诸药，而为佐使。后世亦有称本方为脾肺双补之剂，用于肺脾气虚之久咳证。

知柏地黄汤

【处方】

熟地黄 24 克，山药、牡丹皮、知母、黄柏各 12 克，茯苓、山茱萸、泽泻各 9 克。

功效

养阴清热，补益肝肾。

制法

水煎服，每日1剂。

方解

方中的熟地黄滋阴补肾，益髓填精；山茱萸补肝肾，山药益脾阴，两者皆能固精；泽泻利湿泄浊；牡丹皮清泻相火；茯苓淡渗脾湿；知母、黄柏清热泻火，滋阴润燥。

前列腺增生症

前列腺增生症，旧称"前列腺肥大"，是老年男性常见疾病之一，为前列腺的一种良性病变。其发病原因大多与人体内雄性激素与雌性激素的平衡失调有关。此病以老年男性居多，一般发生在50岁以后，其发病率随年龄增长而逐渐升高。

此病属于中医学的"癃闭"范畴，"癃"为小便淋沥、滴出，"闭"为小便滞阻、点滴不出。主要表现为尿频、排尿不尽或费力、尿线变细、夜尿频多，甚或发生尿潴留等。主要病理变化为良性前列腺增生，从而造成下尿道梗阻，引发排尿困难及尿潴留等。

八正散

处方

车前子、瞿麦、萹蓄、滑石、栀子仁、木通、大黄、炙甘草各9克，灯心草（煎时加少量）。

[功效]

清热泻火，利水通淋。

[制法]

上诸药共研为末，每次 6 ～ 10 克，加入少量灯心草汁（水煎去渣）后温服。

[方解]

方中的滑石清热利湿，利水通淋，木通上清心火，下利湿热，使湿热之邪从小便而去，两者共为君药。萹蓄、瞿麦、车前子均为清热、利水、通淋要药，此几种同为臣药，合滑石、木通则利尿通淋之效尤彰。栀子仁清热泻火，清利三焦湿热，大黄荡涤邪热，通利肠腑，亦治"小便淋沥"，合诸药可令湿热由二便分消，俱为佐药。炙甘草调和诸药，兼以清热缓急，故有佐使之功。煎加灯心草则更增利水通淋之力。

解癃汤

[处方]

刘寄奴、黄芪各 30 克，桃仁、山茱萸各 10 克，熟地黄、山药、石韦各 15 克，蝼蛄、沉香各 7 克，甘草梢 5 克。

[制法]

上述药加水煎 2 次，滤汁，分 2 次口服，每日 1 剂。患者湿热显著，宜加用鱼腥草、车前子、黄柏；出现肾阳虚，宜加入淫羊藿、肉桂；伴有大便干结者，可加酒大黄等同煎。

功效

补肾益气, 活血化瘀。

方解

方中的刘寄奴、黄芪补益气虚, 健脾和胃; 桃仁、山茱萸活血化瘀, 行气通络; 熟地黄、山药、石韦滋阴养血, 益肾健脾; 蝼蛄、沉香行气化痰, 祛湿利尿; 甘草梢有助于平衡方剂的药性, 增强方剂的整体疗效。

癃闭散

处方

炙穿山甲片 (鳖甲替代)、肉桂各适量。

制法

将上述药按 6 : 4 配用, 制成散或丸剂。每次 10 克, 蜜水冲服。每日 2 次, 连用 20 天为 1 个疗程。

功效

攻坚散结, 助阳化气。

方解

方中的穿山甲片 (鳖甲替代), 具有活血化瘀、消痈排脓之功能; 肉桂补火助阳, 温通经脉。全方共奏攻坚散结、助阳化气之功。

补肾活血汤

处方

蒲公英、石韦、路路通各 30 克, 怀牛膝、知母、炮山甲、赤芍、桃仁、莪术、山茱萸各 10 克, 肉桂 3 克, 皂角刺、生地黄各 15 克。

制法

将上述药加水煎 2 次分服, 每日 1 剂, 连用 30 剂为 1 个疗程。

功效

清热解毒, 活血化瘀。

方解

方中的蒲公英、石韦、路路通清热解毒, 利湿通淋; 怀牛膝滋肾壮阳、强壮筋骨; 知母、炮山甲、赤芍、桃仁、莪术、山茱萸有助于改善血液循环; 肉桂辛温通经、活血祛瘀; 皂角刺、生地黄合用, 有助于改善肾虚所致的症状。

三黄桂甲汤

处方

生黄芪 30～50 克, 生大黄 9～15 克, 生地黄 20～25 克, 肉桂 3～6 克, 穿山甲（鳖甲替代）6～10 克。

制法

将上药加水煎 2 次分服, 每日 1 剂。对肾气亏虚者, 宜加菟丝子、覆盆子、山茱萸、枸杞子各 10 克; 对脾虚气陷者, 须加用党参 20 克,白术 15 克, 升麻、柴胡各 6 克; 对气滞血瘀者, 可加王不留行、赤芍各 10 克, 琥珀 (研末冲服) 5 克; 对湿热下注者, 可加黄柏 10 克, 滑石、车前子各 30 克。

功效

益气活血, 养阴清热。

方解

方中的生黄芪补气固表、益气生津; 生大黄有助于清热泻火、解毒逐瘀; 生地黄滋阴清热、补肾养血; 肉桂补火助阳、引火归元, 常用于腰膝冷痛、肾虚作喘等症; 穿山甲 (鳖甲替代) 滋阴潜阳, 有助于改善阴虚阳亢、虚风内动症状。

养精种子汤

处方

当归 (酒洗)、白芍 (酒炒)、山茱萸肉 (蒸熟) 各 16 克, 大熟地黄 28 克。

制法

水煎服。每天 1 剂, 每天 2 次服。

功效

养血滋肾, 调补冲任。

方解

方中的熟地黄借酒蒸熟, 柔润甘温, 气味浓厚, 直达下焦, 以滋心养肾、养肝活血、填精补髓见长，为君药。山茱萸味酸性温，补益肝肾而涩精，为臣药。君臣相伍，共建滋阴养肾之功。白芍味酸甘，敛阴补血；当归味辛甘而性温，有补血、和血之功。

第五章　儿科疾病

第一节　小儿常见病

小儿水肿

　　小儿水肿是指体内水液潴留，泛溢肌肤，引起眼睑、头面、四肢、腹部甚至全身水肿，严重者可引起胸腔积液、腹腔积液等的一种病症。大多数水肿先见于颜面，有的水肿也从下肢开始，然后波及全身。

　　小儿水肿是由于肺、脾、肾三脏气化功能失常，三焦不利所致。根据其临床表现，水肿分为阳水和阴水。阳水发病较急，病程短，若治疗及时，调护得当，易于康复，预后良好；阴水起病缓慢，病程较长，容易反复发作，迁延难愈。

真武汤

处方

　　炮附子（先煎）、茯苓、生姜、白芍各9克，白术6克。

制法

　　水煎服，每日1剂。

【功效】

温肾健脾，化饮利水。

【方解】

方中的炮附子温肾助阳，化气行水，兼暖脾土，以温运水湿；茯苓、白术健脾利湿，使水气从小便而出；生姜助茯苓利水，助炮附子温阳祛寒；白芍敛阴、护阴，缓急止痛，利小便。诸药合用，温阳而不亢，护阴不敛邪，体现温阳利水之法，共奏温阳利水之功。

越婢汤

【处方】

麻黄 12 克，石膏 24 克，生姜 9 克，甘草 6 克，大枣 5 枚。

【制法】

水煎服，每日 1 剂。

【功效】

发汗行水。

【方解】

方中的麻黄辛温解表，宣肺平喘；石膏甘、辛，属大寒，清泄肺、胃之热以生津；生姜温肺化饮；甘草、大枣益气温中，并能调和诸药。

己椒苈黄丸

【处方】

防己、椒目、葶苈子（熬）、大黄各 14 克。

[制法]

上述四味药为末,调成蜜丸,如梧桐子大。空腹时服1丸,每日3服。

[功效]

利水消肿。

[方解]

方中的防己清湿热而利大小便;椒目利水而化饮,消除胀满;葶苈子通调水道,利水消肿,破坚逐饮;大黄泄热通便。以蜜为丸,可益中气,缓和药性,导饮而不伤正,并调和诸药。

参苓白术散

[处方]

莲子肉、薏苡仁、砂仁、炒桔梗各50克,白扁豆75克,茯苓、人参、甘草、白术、山药各100克。

[制法]

水煎服,每日1剂。

[功效]

益气健脾,渗湿止泻。

[方解]

方中的人参、白术、茯苓益气健脾,渗湿;莲子肉、山药助人参益气,兼能止泻;白扁豆、薏苡仁助白术、茯苓健脾渗湿;砂仁醒脾和胃;炒桔梗宣利肺气,又载药上行;甘草健脾和中并调和诸药。

五苓散合五皮散

处方

泽泻 15 克, 桂枝 6 克, 猪苓、白术、桑白皮、陈皮、茯苓皮、生姜皮、大腹皮各 9 克。

制法

将以上药物共研粗末, 每次服用 9 克, 每日 3 次。

功效

利水渗湿, 温阳化气, 理气健脾。

方解

方中的泽泻直达膀胱, 利水渗湿; 茯苓皮、猪苓淡渗利湿, 增强利水之力; 白术健脾燥湿, 培土制水; 桂枝既解太阳表邪, 又内助膀胱气化; 大腹皮下气行水, 消胀除满; 陈皮理气和胃, 醒脾化湿; 桑白皮肃降肺气, 通调水道以利水消肿; 生姜皮辛散水气, 走表化湿以消肿。

厌食

厌食是儿科临床的常见病症, 多见于 1～6 岁小儿, 且有逐年上升的趋势。它是指小儿较长时间食欲不振、食量减少的病症。此病预后良好, 但若长期不愈, 也会使气血失充, 体质下降, 易于感受外邪, 合并贫血。

中医认为, 此病病变脏腑在脾胃, 发病机制在于脾胃运化功能的失常。此病是一种慢性消化功能紊乱综合征，严重者可导致营养不良、贫血、佝偻病及免疫力低下，出现反复呼吸道感染，对儿童生长发育、营养状态和智力发育也有不同程度的影响。

益胃汤

处方

沙参 9 克，麦冬、生地黄各 15 克，冰糖 3 克，玉竹 4.5 克。

制法

水煎服，每日 1 剂。

功效

养阴益胃。

方解

方中的生地黄、麦冬养阴生津，清热；沙参、玉竹共助养阴生津之效；冰糖濡养肺、胃，调和诸药。

异功散

处方

人参、白术、茯苓各 9 克，炙甘草、陈皮各 6 克。

制法

上述药研为细末，每次 6 克，以水加生姜 6 克、大枣 2 枚同煎，食前服用。

功效

益气健脾，行气化滞。

方解

方中的人参益气健脾；白术、陈皮理气健脾，燥湿；茯苓健脾渗湿；炙甘草补中益气，并调和诸药。

不换金正气散

处方

半夏、厚朴、陈皮各9克，炙甘草4克，苍术、藿香各15克。

制法

上述药共研为粗末，每次6～9克，用生姜9克、大枣2枚煎汤送服，或作汤剂，水煎服，每日1剂。

功效

解表化湿，和胃止呕。

方解

方中的苍术、藿香、半夏燥湿和胃；厚朴芳香化湿，行气消肿；陈皮理气和胃，芳香醒脾；炙甘草甘缓和中。

养胃增液汤加减

处方

石斛、乌梅、沙参、玉竹、甘草、白芍、香附、谷芽、麦芽各适量。

制法

水煎服。

功效

滋脾养胃。

方解

方中的沙参、石斛、玉竹滋脾养胃, 乌梅敛肺、平津, 白芍平抑肝阳, 甘草补脾益气。佐以香附理气助运而不过于温燥, 谷芽、麦芽和中开胃而不过于消削。

腹痛

腹痛是小儿常见的一种症状。它是指以腹部疼痛为主的病症, 分为大腹痛、脐腹痛、小腹痛和少腹痛。大腹痛指胃脘以下、脐部以上的腹部疼痛; 脐腹痛指脐周的腹部疼痛; 小腹痛指脐下腹部正中的疼痛; 少腹痛指小腹部的两侧或一侧的疼痛。

腹痛所涉及的脏腑以六腑居多, 治疗以通法为主。根据腹痛的性质不同, 可分别采用温散、邪热、攻下、消导、行气、活血、运脾、补虚缓急等方法, 使脏腑气机宣通, 经脉气血流畅, 达到解除疼痛的目的。

五磨饮子

处方

槟榔、乌药各10克, 枳壳、木香、沉香各6克。

[制 法]

以上五味, 用少量白酒浓磨, 再兑开水适量调服。

[功 效]

宽肠下气, 理气止痛。

[方 解]

方中的槟榔行气导滞, 化湿消积; 乌药疏肝行气, 解郁; 木香、沉香和中止痛, 降逆下气, 平喘; 枳壳行气宽中, 除胀。

大承气汤

[处 方]

大黄、枳实各 12 克, 芒硝 9 克, 厚朴 24 克。

[制 法]

水煎服, 每日 1 剂。

[功 效]

峻下热结。

[方 解]

方中的大黄苦、寒, 可清热泻火, 攻积通便, 荡涤肠胃肝热积滞; 芒硝助大黄泻热通便, 并能润燥软坚; 厚朴、枳实下气散结, 消胀除满, 并助芒硝、大黄推荡积滞。四药合用, 共奏峻下行气、通导大便之功。

少腹逐瘀汤

处方

小茴香、干姜、延胡索、川芎、肉桂、没药各3克，当归、蒲黄（包煎）各9克，炒五灵脂（包煎）、赤芍各6克。

制法

水煎服，每日1剂。

功效

活血祛瘀，行气通络。

方解

方中的当归、赤芍、川芎活血、祛瘀、止痛；小茴香、干姜、肉桂温理、祛寒、止痛；蒲黄、炒五灵脂、没药活血散瘀，止痛；延胡索行气活血。

正气天香散

处方

乌药6克，香附12克，干姜、紫苏、陈皮各3克。

制法

水煎服，每日1剂。

功效

行气温中，止痛。

方解

方中的乌药疏肝解郁，行气止痛；香附疏肝理气，理气宽中；陈皮、紫苏理气健脾, 行气宽中; 干姜温中散寒。

◀ 香砂平胃散加减 ▶

[处方]

苍术 15 克, 木香、砂仁、厚朴、陈皮各 9 克, 炒甘草 4 克。

[制法]

上述药共为粗末, 每次 6～9 克, 用生姜 9 克、大枣 2 枚煎汤送服, 或作汤剂, 水煎服。

[功效]

健脾燥湿, 行气止呕。

[方解]

方中的木香行气止痛; 砂仁化湿行气, 温中止呕、止泻; 苍术苦温性燥; 厚朴芳香化湿, 行气消胀; 陈皮理气和胃; 炒甘草健脾和中, 调和诸药。

(肺)(痈)

肺痈, 又名"肺疽""肺疮", 是由风热邪毒客于肺脏, 久而溃腐成脓的一种疾病, 属于内痈之一。临床以发热、胸痛、咳痰多而腥臭, 甚至咳吐脓血为主证。此病多发于夏、秋季节, 若因蛔虫扰肺或吸入异物所致, 则无季节之别。

此病的病变脏腑在肺, 无论是风热之邪蓄积, 还是肺外痈疽牵涉或其他病因伤肺, 其共同的病理变化均为风热邪毒, 壅滞于肺, 热壅血瘀, 蕴毒化脓而成痈。肺痈的病理演变过程随着病情的发展、邪正的消长而变化。

银翘散

处方

金银花、连翘各 30 克, 桔梗、薄荷各 18 克, 牛蒡子 6 克, 竹叶、荆芥穗各 4 克, 淡豆豉、生甘草各 15 克。

制法

水煎服, 每日 1 剂。

功效

疏风解表, 清肺化痰。

方解

方中的金银花、连翘辛凉透表, 清热解毒; 薄荷、牛蒡子散风清热利咽; 荆芥穗、淡豆豉发散表邪; 竹叶清热生津; 桔梗宣肺、止咳、化痰; 生甘草助桔梗清利咽喉, 并能调和诸药。

千金苇茎汤

处方

苇茎 30 克, 薏苡仁 15 克, 冬瓜子 24 克, 桃仁 9 克。

制法

水煎服, 每日 1 剂。

功效

清肺化痰，逐瘀排脓。

方解

方中的苇茎清热解毒；薏苡仁、冬瓜子清热化痰，利湿排脓；桃仁活血化瘀，以泻热结。

仙方活命饮

处方

金银花、陈皮各9克，当归尾、赤芍、乳香、没药、白芷、防风、炙穿山甲（鳖甲替代）、炒皂角刺、天花粉、川贝母、甘草节各6克。

制法

水煎服，每日1剂。

功效

解毒散结，活血化瘀，托毒排脓。

方解

方中的金银花善清热解毒；当归尾、赤芍、乳香、没药、陈皮活血散瘀，理气化滞，消肿止痛；白芷、防风疏散风热；天花粉、川贝母清热散结；炙穿山甲（鳖甲替代）、炒皂角刺通行经络，透脓溃坚；甘草节清热解毒，调和诸药。

养阴清肺汤

处方

生地黄 12 克,麦冬、玄参各 9 克,川贝母、牡丹皮、炒白芍各 5 克,生甘草、薄荷各 3 克。

制法

水煎服,每日 1 剂。

功效

养阴清肺,解毒利咽。

方解

方中重用生地黄甘寒入肾,养阴清热;玄参清热解毒,散结;麦冬养阴润肺;牡丹皮清热凉血,消肿;炒白芍敛阴和营,泄热;川贝母润肺化痰,清热散结;薄荷宣散利咽;生甘草清热解毒,调和诸药。

第二节 小儿传染病

白喉

白喉是由白喉杆菌引起的一种以发热,气憋,声音嘶哑,犬吠样咳嗽,咽部、扁桃体及其周围组织出现白色伪膜为特征的急性呼吸道传染病,严重者可并发心肌炎和神经麻痹、全身中毒。此病一年四季均可发生,但以秋、冬两季更甚。

中医认为,此病主要是感受疫毒时邪所致,但气候干燥、素体阴亏、肺胃伏热也是重要因素。白喉的发病较急，病情也较复杂，且易发生变证，可分为常证与变证。常证又分为风热疫毒白喉、阴虚疫毒白喉和痰火疫毒白喉；变证则分疫毒损心和疫毒窜经两种。

银翘散加减

处方

金银花、连翘各 30 克，桔梗、薄荷、牛蒡子各 18 克，竹叶、荆芥穗各 12 克，淡豆豉、甘草各 15 克，芦根 9 克。

制法

水煎服，每日 1 剂。

功效

疏风清热，利咽解毒。

方解

方中的金银花、连翘清热解毒，辛凉透表，为主药；薄荷、荆芥穗、淡豆豉解表散邪，透热外出；竹叶清热除烦；芦根清热，生津止渴，协助主药清热透表；桔梗、牛蒡子、甘草合用，以宣肺祛痰、清利咽喉，合为佐药。诸药合用，既能透表，又能解毒。

当归补血汤加味

处方

黄芪 30 克，甘草、当归、桑枝、地龙各 6 克，石菖蒲、远志、川芎、赤芍各9克。

[制法]

水煎服, 每日1剂。

[功效]

补气生血, 舒筋活络。

[方解]

方中重用黄芪大补脾肺之气, 以资气血生化之源, 当归甘、辛, 性温, 养血和营, 两药相伍, 阳生阴长, 气旺血生; 石菖蒲、远志醒神开窍; 桑枝、地龙疏通经络; 川芎、赤芍行气活血; 甘草调和诸药。

独参汤

[处方]

人参20～30克 (去芦)。

[制法]

上味药研为粗末, 加大枣5枚, 水煎浓汁, 顿服。

[功效]

益气养心, 扶正复脉。

[方解]

方中用一味人参大补元气, 能扶危救脱, 单味应用, 药简功专, 为其特点。

麻疹

麻疹是儿童最常见的急性呼吸道传染病之一,其传染性很强,在人口密集且未普种疫苗的地区易发生流行。此病一年四季均可发病,但好发于冬、春季节。麻疹病毒属副黏液病毒,通过呼吸道飞沫传播。

麻疹的临床表现为发热、咳嗽、流鼻涕、眼泪汪汪,口腔两颊黏膜出现麻疹黏膜斑、全身布发红色斑丘疹、疹退后有色毒沉着等为特征。

清咽下痰汤加减

处方

板蓝根、玄参、金银花、桔梗各 12 克,薄荷、甘草各 6 克,牛蒡子、川贝母、葶苈子、射干、马兜铃、荆芥各 9 克,全瓜蒌 3 克。

制法

水煎服,每日 1 剂。

功效

清热解毒,利咽消肿。

方解

方中的玄参、射干、甘草、桔梗、牛蒡子清宣肺气,利咽喉;金银花、板蓝根清热解毒;葶苈子泻痰行水,清利咽喉;全瓜蒌、川贝母化痰散结;马兜铃清肺降气;荆芥疏邪透疹;薄荷泻火。

沙参麦冬汤加减

处方

沙参、麦冬各9克, 玉竹6克, 天花粉、白扁豆、桑叶各4.5克, 甘草3克。

制法

水煎服, 每日1剂。

功效

甘寒生津, 清养肺胃。

方解

方中的沙参、麦冬、天花粉、玉竹滋养肺胃津液; 白扁豆、甘草清养胃气; 桑叶清透余热。

宣毒发表汤加减

处方

牛蒡子、桔梗、升麻、薄荷、甘草各6克, 荆芥、竹叶、葛根、前胡各9克, 连翘、防风各12克。

制法

水煎服, 每日1剂。

功效

透疹解毒, 助邪外出。

方解

方中的升麻辛散透疹, 清热解毒; 葛根解肌透疹, 生津除热; 荆芥、防风、牛蒡子、薄荷解肌清热，助升麻、葛根透疹除热；桔梗、前胡理肺祛痰，畅肺气止咳；连翘疏散风热、清热解毒；竹叶清热除烦；甘草解毒和中。

葛根黄芩黄连汤加味

[处方]

葛根 15 克，黄连 12 克，甘草 6 克，黄芩、连翘、马齿苋各 9 克，石榴皮 10 克。

[制法]

水煎服，每日 1 剂。

[功效]

解表清里。

[方解]

方中的葛根甘、辛而凉，既能解表退热，又能升发脾胃清阳而止泻生津，为君药。臣药以黄芩、黄连清热燥湿，厚肠止利，佐以甘草甘缓和中，调和诸药。此四药合用，共成解表清里之剂。另加连翘、马齿苋、石榴皮以清热解毒。

羚角钩藤汤合牛黄清心丸

[处方]

羚羊角粉（水牛角粉替代）4.5 克，黄连、栀子、钩藤、茯神、菊花、川贝母各 9 克，竹茹 15 克，桑叶、郁金各 6 克，朱砂 2 克。

制法

水煎服，每日1剂。

功效

凉肝息风，清营解毒。

方解

方中的羚羊角粉（水牛角粉替代）、钩藤、桑叶、菊花凉肝息风；茯神安神定志；竹茹、川贝母化痰清心；黄连清热燥湿；栀子凉血解毒；朱砂净心解毒；郁金凉血清心。

百日咳

百日咳是由百日咳鲍特菌引起的急性呼吸道传染病。典型临床表现为阵发性痉挛性咳嗽，并出现如鸡鸣样的吸气声，外周血液中淋巴细胞增多，未经治疗可迁延2～3个月。经呼吸道飞沫传播，主要感染5岁以下儿童。

中医学认为，此病主要由内蕴伏痰、外感时疫所致。咳初期以辛温散寒宣肺、疏风清热宣肺为治法；痉咳期以化痰降气、清泻肺热为治法；恢复期以养阴润肺、益气健脾为治法。

杏苏散加减

处方

前胡、苦杏仁、半夏、紫苏叶、茯苓各9克，生姜3片，大枣3枚，枳壳、桔梗、橘红各6克，百部10克，甘草3克。

制法

水煎温服，每日 1 剂。

功效

清泻凉燥、理肺化痰。

方解

方中的苦杏仁宣肺止咳；紫苏叶散表邪，宣畅胀气；桔梗、枳壳、前胡宣降肺气，祛痰止咳；半夏、茯苓、橘红、甘草燥湿化痰，止咳；大枣、生姜调和营卫；百部润肺止咳。

桑菊饮加减

处方

桑叶 7.5 克，菊花 3 克，瓜蒌皮、桔梗、苦杏仁、芦根各 6 克，连翘 5 克，甘草、薄荷各 2.5 克，冬瓜子 9 克。

制法

水煎服，每日 1 剂。

功效

疏风清热，宣肺止咳。

方解

方中的桑叶、菊花清透肺络，散上焦风热；薄荷辛凉解表；苦杏仁、桔梗肃肺止咳；连翘清热透邪；芦根清热生津；瓜蒌皮清热化痰；冬瓜子清肺化痰；甘草调和诸药。

六君子汤加味

处方

人参、百部、茯苓、款冬花各 9 克, 白术 4.5 克, 甘草、陈皮、半夏各 6 克。

制法

水煎服, 每日 1 剂。

功效

益气健脾, 燥湿化痰。

方解

方中的人参、白术、茯苓、甘草益气健脾; 陈皮、半夏理气化痰, 降逆和胃; 百部、款冬花润肺止咳、化痰。中气健运, 气顺痰除, 诸证自愈。

小青龙汤合止嗽散加减

处方

麻黄、半夏、桂枝各 9 克, 细辛 3 克, 干姜、陈皮、桔梗、荆芥各 6 克, 白芍 8 克, 紫菀、白前、百部各 12 克, 甘草 4 克。

制法

水煎服, 每日 1 剂。

功效

温肺化饮, 疏风止咳。

方解

方中的麻黄发汗解表、宣肺止咳，为主药。桂枝能温化阳气，助麻黄解表，为辅药。白芍配桂枝以调和营卫；干姜、细辛温脾肺之寒，桔梗合甘草以利咽止咳，兼能调和诸药，紫菀、百部专入肺经，为止咳化痰要药，白前长于降气化痰，荆芥辛而微温，疏风解表，祛化表之余邪，陈皮行气化痰，半夏燥湿化痰，降逆止呕。

细菌性痢疾

细菌性痢疾，简称菌痢，是一种常见的肠道传染病，表现为发热、腹痛、腹泻、里急后重、夹杂黏液脓血便，同时伴有全身毒血症症状。此病好发于儿童和青壮年，且全年都有可能发生，但常于夏、秋季节流行。

此病是由于志贺菌属（痢疾杆菌）通过粪－口感染所致。中医学认为，此病病因为外感时邪疫毒、内伤饮食、生冷不洁等，病位主要在肠胃。病机是邪毒积滞肠道，气机壅阻，凝滞津液，蒸腐气血。此病由有效的抗菌药治疗，治愈率高。

葛根芩连汤加味

处方

葛根 15 克，黄芩、黄连各 9 克，大黄 3 克，甘草 6 克。

制法

水煎服，每日 1 剂。

功效

解表清里，行气解毒。

方解

方中的葛根、黄芩、黄连解表清里；大黄凉血解毒，清热泻火；甘草调和诸药。

香砂六君子汤合香连丸

处方

人参3克，枳实、白术、茯苓各6克，甘草2克，黄连、木香（后下）各5克，砂仁2.5克，煨葛根、马齿苋各12克，乌梅10克。

制法

水煎服，每日1剂。

功效

益气健脾，行气化痰。

方解

人参、白术、甘草、茯苓、砂仁、木香组成的香砂六君子汤健脾和胃；煨葛根、黄连、枳实、马齿苋、乌梅清热祛湿，涩肠止痢。

黄连解毒汤合白头翁汤

处方

黄连9克，黄芩、黄柏、赤芍、牡丹皮各6克，白头翁15克，钩藤、金银花、秦皮各10克，石菖蒲、栀子各5克。

制法

水煎服, 每日 1 剂。

功效

清热解毒, 凉血止痢。

方解

方中的黄连、黄芩、黄柏、栀子、金银花可泻一切火热而解毒; 秦皮、白头翁、牡丹皮、赤芍清热解毒, 凉血止痢; 石菖蒲、钩藤开窍息风。

理中汤合真人养脏汤加减

处方

白术 8 克, 肉桂、五味子、干姜各 3 克, 豆蔻、炙甘草、木香（后下）各 5 克, 当归 6 克, 党参、诃子、白芍各 10 克。

制法

水煎服, 每日 1 剂。

功效

温中祛寒, 化湿止痢。

方解

方中以当归、木香、豆蔻、诃子、肉桂、炙甘草、白芍、五味子组成的真人养脏汤可湿补脾胃, 涩肠固脱, 治日久泻痢, 脾肾虚寒, 配合党参、白术、干姜组成的理中汤, 温中祛寒, 补气健脾, 效果尤佳。

第六章 皮肤科疾病

第一节 一般性皮肤病

 黄褐斑

　　黄褐斑，又名肝斑，是由多种因素导致的颜面部出现的淡褐色或褐色的原因不明的色素沉着斑，是皮肤黑变病的一个亚型。此斑多见于中年女性，表面光滑无皮屑，其发病可能与妊娠、长期口服避孕药、肿瘤及肝病等因素有关。

　　根据发病人群和分布部位的不同，此斑有不同的俗称。中医学认为，肝病患者伴有此色素斑，称为"肝斑"；孕妇伴有此色素斑，称为"妊娠斑"；对称分布在面颊部，形似蝴蝶者，又可称为"蝴蝶斑"。

肝肾亏虚汤

处方

　　赤芍、莪术、山茱萸、当归、牡丹皮、川芎各16克，生地黄、女贞子、旱莲草、珍珠粉各28克，红花8克，甘草6克。

制法

　　上述药用清水浸泡（珍珠粉除外）半小时，煎20分钟，每剂煎2

次, 将所得药液混合, 冲入珍珠粉。每日 1 剂, 分 3 次温服。

功效

滋阴补肾。

方解

方中的当归、川芎、生地黄养血补气; 珍珠粉润肤祛斑; 红花、莪术活血化瘀; 牡丹皮、赤芍清热凉血, 温毒发斑; 山茱萸、女贞子、旱莲草滋阴补肾; 甘草调和诸药。全方共奏滋阴补肾, 活血化瘀通络之效。

疏肝退斑汤

处方

香附、当归、川芎、僵蚕、白芷、白鲜皮各 8 克, 柴胡 16 克, 茯苓、白术、熟地黄各 18 克, 生地黄 28 克, 白附子、甘草各 6 克。

制法

水煎服, 每日 1 剂, 每日 2 次, 早晚各服 1 次。

功效

健脾疏肝, 活血化瘀。

方解

方中的香附、当归、川芎、僵蚕、白芷、白鲜皮具有活血祛瘀、调和气血的功效; 柴胡疏肝解郁, 有助于调节情绪; 茯苓、白术、熟地黄、生地黄滋阴清热, 补益肝肾; 白附子、甘草合用, 有助于凉血祛斑、调和方剂药性。

益肾养肝饮

【处方】

淫羊藿、旱莲草各 28 克, 枸杞子、仙茅、制何首乌、当归、生地黄、熟地黄、桑叶、赤芍、白芍、益母草、茯苓各 16 克, 红花、川芎、水蛭、白芷各 8 克, 大黄 4 克, 菟丝子 18 克, 白附子 6 克。

【制法】

水煎服, 每日 1 剂, 每日 2 次, 早晚各服 1 次。

【功效】

化瘀祛风, 益肾养肝。

【方解】

方中的淫羊藿、旱莲草补肾壮阳, 滋阴养肝; 枸杞子、仙茅、制何首乌、当归、生地黄、熟地黄、桑叶、赤芍、白芍、益母草、茯苓有助于调和阴阳, 改善肝肾阴虚的症状; 红花、川芎、水蛭、白芷通络活血, 祛瘀止痛; 大黄通便泻火、清热凉血; 菟丝子、白附子合用, 有助于强壮肾脏功能、调和阴阳。

疏肝理气方

【处方】

山茱萸、熟地黄、当归、白术、茯苓、益母草、香附子、菟丝子、泽泻、陈皮、柴胡、枳壳各 8 克, 女贞子 28 克, 旱莲草、白芍、牡丹皮、丹参各 16 克。

<u>制法</u>

水煎服，每日1剂，每日2次，早晚各服1次。

<u>功效</u>

理气活血，滋补肝肾。

<u>方解</u>

方中的熟地黄、山茱萸、女贞子、菟丝子、旱莲草滋阴壮筋、补肾；茯苓、泽泻淡渗利湿以去肾浊；当归、白芍、牡丹皮、白术养血补气、敛阴；柴胡、枳壳、陈皮、香附子疏肝理气、消斑；丹参、益母草活血祛瘀。

◀ 九草消斑汤 ▶

<u>处方</u>

白花蛇舌草50克，墨旱莲、益母草各20克，夏枯草、败酱草、谷精草、豨莶草各15克，紫草、生甘草各10克。

<u>制法</u>

水煎服，每日1剂，日服2～3次，5剂为1个疗程。

<u>功效</u>

清热解毒，活血消斑。

<u>方解</u>

方中的白花蛇舌草、败酱草、生甘草清热解毒；益母草、紫草凉血、活血；墨旱莲、谷精草清热养阴；夏枯草清热消斑；豨莶草祛风湿。诸药合用，共奏清热解毒、活血消斑之功。

加味化瘀消斑汤

处方

当归、益母草、藁本、制香附、牛膝、荆芥穗各9克,川芎3克,红花、白芷各6克,柴胡4.5克。

制法

水煎服,每日1剂,日服2次。

功效

活血化瘀,散风理气。

方解

方中的当归、川芎、红花、益母草活血化瘀;柴胡、制香附疏肝解郁,调畅气机;藁本、白芷、荆芥穗疏散风邪;牛膝散瘀,并导热下行,调畅气机,调和气血。诸药合用,共奏活血化瘀、散风理气之功。

荨麻疹

荨麻疹,又名风疹块,它是一种由各种因素致使皮肤黏膜血管发生暂时性炎性充血与大量液体渗出而造成的局部水肿。本病较为常见,病因多为食物因素、药物因素、感染因素、物理因素、动物及植物因素、精神因素,以及内脏和全身性疾病等。

荨麻疹可以分为变态反应与非变态反应两类。变态反应又分为三类,多数为Ⅰ型变态反应,少数为Ⅱ型或Ⅲ型变态反应。在非变态反应方面,某些食物、药物、各种动物毒素,以及物理刺激可直接刺激不良细胞释放组胺而引发荨麻疹。

固卫和营汤

处方

炒白术、桂枝、白芍、生姜、防风各 8 克,炙黄芪 28 克,徐长卿、刺蒺藜各 16 克,大枣 10 枚,甘草 5 克。

制法

水煎服,每日 1 剂。头煎取药液 400 毫升,二煎取 300 毫升,混匀,早晚 2 次分服。5 周为 1 个疗程。

功效

御风散寒,固卫和营。

方解

方中的炙黄芪、炒白术固表益气,气旺表实,外邪则不易内侵;防风、徐长卿、刺蒺藜止痒祛风,炙黄芪得防风则固表而不留邪,防风得炙黄芪则祛邪而不伤正;桂枝发表解肌散风寒,白芍益阴敛营,两药合用,表邪得解,营卫得以调和;生姜、大枣和胃补脾,营卫调和;甘草补中并调和诸药。

消风止痒汤

处方

蒲公英、王不留行、当归各 18 克,牡丹皮、金银花、白鲜皮、防风、赤芍、白芍、紫草、丹参各 16 克,红花、甘草各 8 克。

制法

水煎服,分 2 次服,每日 1 剂。

[功效]

活血透疹，消风止痒。

[方解]

方中的白鲜皮、防风止痒透邪外出；金银花、蒲公英、赤芍、牡丹皮、紫草凉血清热、解毒；王不留行、丹参、红花活血通络、化瘀；白芍、当归和营养血，补虚扶正；甘草补中调和诸药。诸药配伍，共奏消风止痒、活血透疹之功，使皮疹得愈。

健脾益气汤

[处方]

防风、僵蚕、当归、蝉蜕各 8 克，黄芪、白术各 16 克，制何首乌、荆芥各 11 克，牡蛎 28 克（先煎），川芎、甘草各 6 克。

[制法]

水煎服，每日 1 剂，水煎 2 次，早晚分服。

[功效]

祛邪扶正。

[方解]

方中的黄芪固表益气；防风、荆芥、蝉蜕开发腠理、祛散风邪；白术益气健脾生血、扶正祛邪；川芎、当归活血养血、祛风；制何首乌润燥养血；僵蚕散风止痒；牡蛎止痒安神；甘草补中，调和诸药。诸药合用，共奏祛邪扶正固本之功，故疗效显著。

安神止痒汤

处方

川芎 28 克, 柴胡、何首乌、地肤子各 25 克, 知母、蝉蜕各 16 克, 蛇床子 18 克, 远志、露蜂房、甘草各 8 克, 石膏 50 克。

制法

每日 1 剂, 水煎服, 每日 2 次温服。

功效

养血活血, 祛风解毒。

方解

方中何首乌祛风养血; 川芎活血化瘀; 蝉蜕、蛇床子、地肤子、露蜂房、柴胡止痒祛风; 远志安神养血; 石膏、知母解毒清热; 甘草调和诸药。上述诸药组合, 有活血养血、解毒祛风、止痒安神之功。

祛风止痒散加味

处方

白术 38 克, 黄芪、防风、鸡血藤、生牡蛎、煅牡蛎各 18 克, 蝉蜕、白蒺藜、乌梅、地肤子、甘草各 8 克。

制法

水煎服, 每日 1 剂, 分早晚服用。

功效

祛风止痒, 益气固表。

方解

方中的止痒散旨在固表益气、祛邪。其中黄芪、白术健脾益气；防风祛风解表；鸡血藤滋阴养血；白蒺藜、地肤子、蝉蜕祛风止痒；生牡蛎、煅牡蛎、乌梅散结软坚收敛；甘草补中，调和诸药。

益气固表散加味

处方

白术、紫草各 11 克，黄芪 25 克，防风、太子参、白芍、蒺藜、地黄各 16 克，蝉蜕、当归各 8 克，龙骨、牡蛎各 18 克。

制法

每日 1 剂，每剂煎 2 次，过滤去药渣，得药液约 450 毫升，分早晚2 次服用。

功效

固表益气，止痒祛风。

方解

方中的白术、黄芪合用，能够增强益气固表的功效；紫草清热解毒、润燥排脓；防风有助于固表止汗；太子参、白芍合用有助于调节气血，增强固表作用；蒺藜平肝解郁、活血祛风；地黄滋阴补肾、益气固表；蝉蜕、当归合用，可以活血调经，缓解疼痛；龙骨、牡蛎有助于安定情绪、调节气机。

皮肤瘙痒

　　皮肤瘙痒，又名瘙痒症，是一种仅有皮肤瘙痒而无原发性皮肤损害的皮肤病症状。此病多见于成人，一般女性多于男性。瘙痒常从一处开始，逐渐扩展到全身。常为阵发性，尤以夜间为重，严重者呈持续性瘙痒伴阵发性加剧。

　　根据皮肤瘙痒的范围及部位，一般分为全身性瘙痒症和局限性瘙痒症两大类。全身性瘙痒症常为许多全身性疾病的伴发或首发症状，如尿毒症、胆汁性肝硬化、神经精神性瘙痒等；局限性瘙痒症的病因有时与全身性瘙痒相同，如糖尿病等。

散风止痒汤

[处方]

　　当归、生地黄、赤芍、川芎、荆芥、防风、牡丹皮、紫草各8克，蝉蜕、生甘草各6克。

[制法]

　　水煎服，每日1剂，前2煎内服，第3剂外洗患处。

[功效]

　　疏风止痒，养血和营。

[方解]

　　本方中的荆芥、防风、蝉蜕止痒疏风；当归、赤芍、生地黄、川芎养血活血；牡丹皮、紫草和营凉血；生甘草解毒缓急并协调诸药。

清热利咽汤

处方

牡丹皮 16 克, 地骨皮、桑白皮、白鲜皮、土茯苓各 28 克, 炙甘草 5 克, 粳米 1 撮。

制法

每日 1 剂, 水煎服, 每日 2 次, 早晚分服。

功效

泄热清肺。

方解

方中的桑白皮泻肺中之火, 甘寒清热而不伤气阴; 地骨皮味甘淡, 性寒, 泻肺中伏火, 兼凉血退蒸; 牡丹皮入血, 分而泻伏火; 白鲜皮止痒解毒, 清热除湿; 土茯苓具有解毒清热, 利咽的作用; 炙甘草、粳米益气保肺。

养血柔肝饮

处方

白芍 16 克, 熟地黄、何首乌、炒酸枣仁各 28 克, 首乌藤、大血藤各 18 克, 当归、防风、白鲜皮、蝉蜕、蒺藜各 8 克。

制法

水煎服, 每剂药煎 2 次, 过滤去药渣, 得药液约 500 毫升, 分早晚 2 次服。

[功效]

柔肝养血, 止痒安神。

[方解]

方中的熟地黄、白芍柔肝养血; 当归、何首乌滋阴养血, 除燥; 大血藤行血补血, 通络; 炒酸枣仁、首乌藤安神养心; 防风、白鲜皮、蝉蜕、蒺藜祛风止痒。

养阴润燥汤加减

[处方]

当归、生地黄、熟地黄、黄芩、丹参、白芍、蝉蜕各 8 克, 黄芪 18 克, 黄连、黄柏各 6 克, 沙苑子、白鲜皮各 28 克。

[制法]

水煎服, 每剂煎 2 次, 过滤去药渣, 得药液约 400 毫升, 分早晚 2 次服。

[功效]

凉血祛风, 养阴润燥。

[方解]

方中的当归、生地黄、熟地黄滋阴养血; 黄芩泻上火, 黄连泻中火, 黄柏泻下火, 火热被清, 阴液得固; 黄芪固表益气, 充实腠理; 蝉蜕、沙苑子、白鲜皮止痒祛风; 白芍养血敛阴; 丹参通络活血。诸药配伍, 阴津得充, 血脉得润, 风火自平, 瘙痒随之缓解。

首乌止痒合剂加减

处方

何首乌藤、蒺藜各 28 克, 防风、麦冬、当归、白芍、赤芍、浮萍各 8 克, 苦参、党参、黄芪、生地黄、熟地黄、丹参、大血藤、地肤子各 16 克。

制法

水煎服, 每剂煎 2 次, 过滤去药渣, 得药液约 500 毫升, 分早晚 2 次服。

功效

润肤养血。

方解

方中的党参、黄芪固表益气; 当归、白芍、赤芍、生地黄、熟地黄、麦冬、何首乌藤润肤养血; 丹参、大血藤活血养血; 防风、蒺藜、地肤子、苦参疏风止痒, 除湿; 浮萍穿透表里, 疏散风邪。

红斑狼疮

红斑狼疮是一种自身免疫性结缔组织病, 是一种谱系疾病, 可累及一个和多个器官与系统。临床表现复杂, 皮肤表现为盘状红斑及面部蝶形红斑, 系统性损害包括肾、心、肝、脑、肺等器官受累。病程迁延反复, 从慢性良性型盘状红斑狼疮到亚急性皮肤型红斑狼疮, 以及累及多器官和系统的严重型系统性红斑狼疮。血中可检出多种自身抗体。

此病目前尚未找到根本治愈的方法, 但通过早期诊断和规范的综合治疗，一般预后良好。大多数患者经过治疗后，能够有效控制病情，从而实现正常的工作、生活和生育。

凉血护阴汤

[处方]

白茅根、白花蛇舌草各 28 克，生玳瑁、生地黄炭、金银花炭、天花粉、石斛各 8 克，玄参、牡丹皮、鱼腥草、重楼各 16 克，板蓝根 28 克。

[制法]

水煎服，每日 1 剂，每日 2 次，早晚各服 1 次。

[功效]

解毒清热，护阴凉血。

[方解]

方中的生玳瑁凉血清热，解毒；白茅根、牡丹皮清热凉血；玄参、石斛、天花粉凉血清热、滋阴降火；生地黄炭、金银花炭凉血、止血；板蓝根、鱼腥草、重楼、白花蛇舌草清热解毒。

解毒通络汤

[处方]

红花、丹参、秦艽、蚤休、夏枯草、牡丹皮各 16 克，赤芍、鸡冠花、野菊花、莪术各 8 克，薏苡仁、生地黄、青蒿、茵陈、白花蛇舌草各 28 克，乌梢蛇 6 克。

制法

水煎服，每日 1 剂，每日 2 次，早晚各服 1 次。

功效

化瘀活血，解毒通络。

方解

方中的鸡冠花、野菊花、青蒿、茵陈消斑凉血，除湿清热；丹参、红花、莪术、夏枯草化瘀活血，散结软坚；生地黄、牡丹皮、赤芍活血凉血；秦艽、乌梢蛇通络解毒；蚤休、白花蛇舌草、薏苡仁解毒化瘀。现代药理研究证实，青蒿、茵陈、薏苡仁、丹参、牡丹皮、野菊花都有抗光敏作用。

沙参益气汤

处方

石斛、天花粉、旱莲草、地骨皮、重楼、黄芪、太子参、丹参、南沙参、北沙参各 16 克，黄精、乌梢蛇各 8 克，白花蛇舌草、鸡血藤、秦艽、白茅根各 28 克。

制法

水煎服，每日 1 剂，每日 2 次，早晚各服 1 次。

功效

益气养阴，凉血活血。

方解

方中的南沙参、北沙参、石斛、天花粉养阴清热；黄芪、黄精、太子参养血补气；白茅根、地骨皮、旱莲草清热凉血；丹参、鸡血藤、秦艽、乌梢蛇通络活血；重楼清热解毒，消肿止痛；白花蛇舌草解毒化瘀。

玫瑰糠疹

玫瑰糠疹是一种常见的自限性炎症性皮肤病，主要见于青年及中年人，好发于躯干和四肢近端。表现为大小不一、数目不等的圆形和椭圆形淡红斑，覆少量鳞屑，皮损长轴与皮纹一致。此病多发生于春、秋两季，病程 6～8 周，不治疗也能自退，但也有历经五六个月还不退者，瘙痒程度也有所不同。

玫瑰糠疹不能通过身体接触传播给其他人，大多数患者治愈后不会留下瘢痕。

渗湿利水饮

处方

白扁豆皮、地骨皮、桑白皮、白鲜皮、冬瓜皮、茯苓皮各 16 克，大腹皮、五加皮、牡丹皮、木槿皮、干姜皮各 8 克，蝉蜕 3 克，蛇蜕 5 克。

制法

水煎服，每天 1 剂，每日 3 次温服。

功效

利湿健脾，活血祛风。

方解

方中茯苓皮、白扁豆皮补脾益胃、渗湿利水，为君药。大腹皮、冬瓜皮清热利水、消肿行气，为臣药。牡丹皮、地骨皮、桑白皮清热凉血，为佐药。白鲜皮、木槿皮、五加皮活血祛风、止痒杀虫，干姜皮祛风散寒、化饮温肺，蝉蜕、蛇蜕疏风止痒而不伤阴，为使药。

解毒消斑汤

处方

紫草、大枣、生甘草各 28 克。

制法

水煎服，每日 1 剂，每日 2 次，早晚分服，10 天为 1 个疗程。

功效

解毒清热，祛风凉血。

方解

方中的紫草活血凉血、清热解毒，消斑；大枣补中益气、安神养血、调和营卫；生甘草益气补脾、解毒清热、止痛缓急、调和诸药。三药合用，共奏解毒清热、祛风凉血、调和营卫之功效。

凉血消斑汤

处方

板蓝根、白茅根、大青叶各 28 克，金银花、槐花、鸡血藤各 18 克，紫草、茜草、防风各 8 克，生地黄、牡丹皮、赤芍各 16 克。

制法

水煎服，每日 1 剂，每日分 2 次服。1 周为 1 个疗程。

功效

解毒疏风，消斑凉血。

方解

方中的金银花、板蓝根、大青叶消斑清热，解毒；白茅根、生地黄、牡丹皮、槐花、紫草、茜草、赤芍凉血清热，消斑；防风、鸡血藤止痒散风。现代药理研究表明，金银花、板蓝根、茜草、大青叶、牡丹皮、紫草、赤芍对多种细菌、流感病毒具有抑制作用。

清营凉血汤

处方

生石膏、生地黄各 28 克，牡丹皮、赤芍、知母、金银花、连翘、竹叶、生甘草各 6 克。

制法

水煎服，每日 1 剂，每日 2 次温服。

功效

泄热化毒，清营凉血。

方解

方中的生地黄、牡丹皮、赤芍清营卫、化斑散瘀；知母、生石膏清除肺胃与肌肤之热，泻火除湿而不伤胃气；金银花、连翘表邪辛散，解毒清热而不伤阴；竹叶清热透散，除利尿烦热；生甘草解毒和中。

祛风止痒汤

处方

紫草、生薏苡仁各 28 克, 生地黄、牡丹皮、赤芍、生槐花、板蓝根、白鲜皮各 16 克, 防风 8 克, 甘草 5 克。

制法

水煎内服, 每日 1 剂, 每日 2 次温服, 连服 15 天。

功效

祛风止痒, 清热凉血。

方解

方中的生地黄、牡丹皮、赤芍、紫草凉血清热; 生槐花、白鲜皮、防风清热祛风解毒; 板蓝根、生薏苡仁利湿解毒; 甘草补中, 调和诸药。

活血透疹汤

处方

生地黄、紫草各 28 克, 蝉蜕、荆芥穗、赤芍、黄芩、金银花、苦参、白鲜皮、地肤子、野菊花各 8 克, 生甘草 6 克。

制法

水煎服, 每天 1 剂, 每日 3 次温服。

功效

凉血清热, 止痒祛风。

方解

方中的黄芩、金银花、野菊花、荆芥穗、蝉蜕透表散热、祛风解毒, 为主药。辅以苦参、地肤子、白鲜皮，加强消疹止痒、清热之力，佐以赤芍、生地黄、紫草和血凉血、化瘀消斑，使以生甘草解毒泻火，调和诸药。

第二节　感染性皮肤病

疣

　　疣是由人乳头状瘤病毒感染皮肤黏膜所引起的良性疣状增生。它发生于身体的各个部位，具有一定的传染性，通过直接接触患者皮肤或间接接触污染的物体等都可以传染。部分疣可以自愈。

　　根据临床表现和发病部位，疣可以分为寻常疣、跖疣、扁平疣三种类型。寻常疣可发生在身体的任何部位，但手部多见，好发于手指和掌部；跖疣一般出现在足部压力点上，特别是跖骨中部区域，也可以是其他部位；扁平疣主要见于青少年，常发生在面部、手背等部位。

清解瘀热汤

处方

　　连翘、香附、赤芍、玄参各16克，木贼、马齿苋、薏苡仁、板蓝根、生牡蛎、丹参各28克，莪术8克，蜂房7克。

制法

　　每剂煎2次，取汁500毫升，早晚分服，12岁以下者分3～4次服完。第3煎取汁500毫升,先熏后洗,毛巾蘸药汁轻擦患处,以皮损发红、微痛,或出现针尖大小的结痂为度。每次半小时,每日2~3次,15天为1个疗程。

功效

解毒清热,软坚散瘀。

方解

方中的连翘、香附、赤芍、玄参清热解毒,凉血止血;木贼、马齿苋、薏苡仁、板蓝根、生牡蛎、丹参活血化瘀,清热解毒,并促进血液循环;莪术行气活血、化痰止咳;蜂房有解毒、消肿的作用,配合其他药物可以增强方剂的功效。

解毒除疣汤

处方

夏枯草、木贼、板蓝根、苦参各16克,百部8克,生薏苡仁28克,白芷6克,白鲜皮18克,香附、红花各11克。

制法

将本方浓煎收汁,先用药汤熏蒸皮损部位20分钟,然后用棉签浸药汁后,在丘疹上轻轻搓揉,以局部皮肤微微潮红发热为度。每日1剂,每日2次。一般30天为1个疗程。

功效

疏肝解郁,祛风凉血。

方解

方中的木贼凉血疏风;夏枯草清肝泻火,散郁结;板蓝根凉血清热解毒；生薏苡仁健脾利湿；百部润肺杀虫；苦参祛风杀虫；白鲜皮散风止痒；香附疏肝理气，散郁；红花活血祛瘀；白芷除湿消肿，止痒。诸药合用，具有疏肝解郁通经、祛风凉血解毒之功。

青叶治疣汤

[处方]

赤芍 11 克，木贼草、马齿苋、蓼大青叶、板蓝根各 18 克，红花、香附各 8 克，夏枯草 16 克，穿山甲（鳖甲替代）6 克。

[制法]

水煎 3 次，前 2 次煎汁 500 毫升，分早晚服；第 3 次煎取 150 毫升左右，稍凉后擦洗皮损部位。每日 1 次，7 天为 1 个疗程。

[功效]

解毒清热，化瘀活血。

[方解]

方中以红花、马齿苋、夏枯草为君药，可泻火，清热解毒，活血除瘀，软坚散结，以木贼草、蓼大青叶、赤芍、板蓝根为臣药，清热散风，凉血解毒，佐以穿山甲（鳖甲替代）、香附，有增强活血理气、散结软坚的作用。

平肝泻火汤

[处方]

白花蛇舌草、夏枯草各 18 克，香附 25 克，木贼、生薏苡仁、板蓝根、大青叶各 28 克。

[制法]

将中药加水浸泡 2 小时, 大火煮沸后再用小火煎煮 30 分钟, 先用热气熏蒸患部, 待药汁微温后, 用纱布蘸取药汁外洗或外敷患处 20 分钟, 下次重复使用时, 将原药汁稍加热煮沸, 先熏后洗或敷。每日 1 剂, 每日外洗 3 ~ 4 次, 1 周为 1 个疗程。

[功效]

清热解毒。

[方解]

方中的夏枯草平肝泻火, 软坚散结; 香附理气疏肝; 板蓝根、大青叶泻火, 清热解毒; 木贼活血利湿化瘀; 生薏苡仁健脾利湿除疣; 白花蛇舌草泻火清热解毒, 利湿除疣。

牡蛎消疣汤

[处方]

生薏苡仁、蓼大青叶、板蓝根、马齿苋、生牡蛎（先煎）、磁石（先煎）各 28 克, 生黄芪 30 克, 莪术 6 克, 连翘、紫草各 7 克, 生甘草 5 克。

[制法]

水煎 2 次, 每日 1 剂, 早晚分服, 同时每日至少 2 次用纱布蘸药汁外搽, 以疣体微红或微痛为度, 每次不少于 30 分钟。

[功效]

解毒清热, 软坚散结。

方解

方中的蓼大青叶、板蓝根、马齿苋、连翘清热活血解毒, 配紫草、莪术凉血祛瘀; 生牡蛎、磁石软坚化积, 平肝潜阳; 生薏苡仁、生黄芪健脾利湿; 生甘草清热补中, 调和诸药。

平肝解毒消疣汤

处方

土贝母、苍术各 16 克, 板蓝根、薏苡仁各 28 克, 夏枯草、木贼草、香附各 11 克。

制法

水煎服, 每日 1 剂。将药渣水煎后趁热外洗, 一般连用 3 周。

功效

清热解毒, 化湿散结。

方解

方中的板蓝根、土贝母泻火清热, 对病毒有抑制作用; 薏苡仁、苍术、夏枯草、木贼草、香附清肝解郁, 化湿散结, 对消除疣体有一定作用。诸药合用, 共奏清热除湿、平肝解毒散结之效。

水痘

水痘是一种由水痘 – 带状疱疹病毒初次感染引起的急性传染病, 主要发生在婴幼儿。以发热及成批出现周身性红色斑丘疹、疱疹、痂疹为特征, 丘疹、水疱和结痂往往同时存在, 病程

2～3 周。若抵抗力低下，皮损可进行性全身性播散，形成播散性水痘、大疱性水痘、出血性水痘等。此病多发于冬、春季节，传染力强。

根据严重程度，可将水痘分为普通病例和重度病例。普通病例一般症状较轻，且伴乏力、瘙痒等症状；重症病例多发生于免疫功能低下者。

银翘汤

处方

连翘、金银花各 7 克，荆芥 1.5 克，薄荷、防风、蝉衣、赤芍、竹叶各 3 克，车前草、薏苡仁、芦根各 6 克。

制法

每日 1 剂，水煎服，将第一次煎与二煎药液混合，分早、中、晚 3 次内服。

功效

清热解毒，疏风散邪。

方解

方中的连翘、金银花有疏散风热，清热解毒的功效；荆芥、薄荷宣肺散寒，解表散风；防风祛风除湿，散寒止痛；蝉衣、赤芍清热凉血，解毒止痛；竹叶、车前草、薏苡仁和芦根利尿、清热、利湿。诸药合用，具有清热解毒、宣肺平喘、缓解风寒的作用。

疏风散邪散

处方

金银花、连翘各 7 克，荆芥 1.5 克，薄荷、防风、蝉衣、赤芍、竹叶各 3 克，芦根、当归各 6 克。

制法

水煎服，每日 1 剂，分早、中、晚内服，饭后服。

功效

散邪疏风，解毒清热。

方解

方中的金银花、连翘、赤芍、当归清热解毒，活血凉血，为君药。荆芥、防风、蝉衣、芦根为臣药，可解毒透疹，祛风止痒。竹叶、薄荷为佐使。诸药相伍，具有清热解毒、活血透疹、祛风止痒等功效。

双花解毒汤

处方

金银花、蜡梅花、菊花、连翘、板蓝根、地丁草各 7 克，木通、黄连、蝉蜕各 3 克，赤芍、甘草各 6 克。

制法

水煎服，每日 1 剂，共煎 2 次，取汁 100 毫升，分 2 次饭后服用。

功效

解毒补中。

方解

　　方中有蜡梅花、金银花、菊花、连翘、黄连等清热解毒之品，辅以地丁草、赤芍、板蓝根解毒凉血，木通渗湿利水，甘草解毒补中，蝉蜕宣散透发。综观全方，用药丝丝入扣，令毒热透达，正气渐复，故毒祛痂成热解，而收桴鼓之效。

解毒止痒汤

处方

　　生地黄、天花粉、红紫草各11克，灯心草8克，连翘、桔梗、防风、蝉蜕、淡竹叶各6克，甘草3克。

制法

　　将药加清水煎，过筛去渣，2煎共取液约150毫升，分2～3次服完。每天1剂，8天为1个疗程，服1个疗程后观察疗效。

功效

　　清热解毒。

方解

　　方中的生地黄、天花粉、红紫草具有凉血清热、止渴生津、解毒透疹之功效；连翘、淡竹叶、灯心草可清热解毒、泻心火；桔梗清热宣肺，配以甘草利咽，防风、蝉蜕止痒祛风。全方有清热凉血、祛风止痒、解毒透疹之功效。

手足口病

手足口病,又名手口足综合征,是由肠道病毒引起的感染性疾病。

此病多发生于 5 岁以下儿童,潜伏期多为 2～10 天,平均 3～5 天。在发病早期,患者常表现有疲倦、食欲下降、低热、身体不适、腹痛等前驱症状。发热 1～2 天后,患者的手、足等处就会出现红色小斑丘疹、痕疹。

此病主要表现为口痛、厌食、低热;手、足、口腔等部位出现小疱疹或小溃疡,多数患儿一周左右自愈,少数患儿可引起心肌炎、肺水肿等并发症。

藿香消毒汤

[处方]

藿香、白蔻、茵陈、黄芩、连翘、射干、薄荷、滑石、石菖蒲、甘草等各适量。

[制法]

每剂药用清水煎,约剩 120 毫升左右,分 2 次温服。

[功效]

利咽清热,解毒利湿。

[方解]

方中的黄芩、连翘清热解毒;茵陈清热利湿;石菖蒲、白蔻、藿香、薄荷芳香除湿、行气醒脾;射干利咽清热;滑石除湿清热;甘草清热解毒,调和诸药。诸药合用,使热毒得清,湿浊得化,病证可除。

❮ 风热湿毒方 ❯

处方

牡丹皮 6 克，栀子 3 克，野菊花 6 克，紫花地丁 7 克。均采用颗粒剂。

制法

每日 1 剂，温水分 3 次内服，7 天为 1 个疗程。

功效

清心泻脾、凉血解毒。

方解

方中的栀子清热，牡丹皮凉血，野菊花利咽，紫花地丁解毒。诸药合用，共奏清心泻脾、凉血解毒、清热利湿之功。

❮ 理脾助运汤（两种）❯

处方

银蒲芩菊汤：金银花、蒲公英、黄芩各 8 克，野菊花 7 克，连翘 6 克，赤芍、大青叶各 16 克，石膏（先下）18 克。谷仁蝉藤汤：谷麦芽 8 克，生薏苡仁 16 克，蝉蜕 6 克，钩藤、淡竹叶各 7 克，甘草 3 克。

制法

水煎服，每日 1 剂，分 2 次服用，饭后服。

功效

清热泻脾，解毒凉血。

方解

银蒲芩菊汤：

方中的金银花、蒲公英清热解毒，利尿消肿；黄芩清热泻火；野菊花凉血止血；大青叶、连翘清热解毒；赤芍活血化瘀；石膏清热泻火、生津止渴。

谷仁蝉藤汤：

方中的谷麦芽可以改善脾胃功能；生薏苡仁健脾利湿、利水消肿；蝉蜕具有消炎解毒的作用；钩藤、淡竹叶清热利湿，解毒消肿；甘草和药物配伍，调和药性，也有助于提升整体的药效。

清热养阴汤加减

处方

竹叶 6 克，石膏 16 克，生地黄、知母、牛膝、泽泻、金银花、蒲公英、夏枯草、地肤子、苦参各 8 克。

制法

水煎服，每日 1 剂，分 3 次温服，忌辛辣油腻。

功效

清热养阴，除湿解毒。

方解

方中的竹叶清热解毒，利尿通淋；石膏清热泻火、生津止渴；生地黄、知母滋阴清热；牛膝活血祛瘀；泽泻利水消肿；金银花、蒲公英、夏枯草、地肤子清热解毒；苦参凉血活血。

带状疱疹

带状疱疹是由水痘－带状疱疹病毒感染引起的一种以沿神经分布的群集性水疱和局部神经痛为特征的病毒性皮肤病。神经痛为重要特征，部分患者疱疹消退后仍然存在被侵犯部位神经痛。由于病毒具有亲神经性，感染后可长期潜伏于脊髓神经后根神经节的神经元内，当免疫力低下时，病毒可再次生长繁殖。

带状疱疹的皮疹通常发生在身体的一侧，不跨过身体的中线，可发生于头面部、颈、胸、腹部及四肢。此病多发于成人，好发于春、秋季节，发病率随年龄增大而呈明显上升趋势。

化瘀滋阴汤

处方

白芍、丹参、半枝莲各 15 ～ 28 克，生地黄 30 ～ 60 克，延胡索、郁金各 12 ～ 18 克，桃仁 10 ～ 16 克，生甘草 3 ～ 6 克。

制法

水煎服，每日 1 剂，每日 3 次温服。3 周为 1 个疗程。若经 1 个疗程治疗后，痛势明显减轻，续治疗程可改为每 2 日 1 剂（或每 3 日 2剂），早、晚各服 1 次。

功效

滋阴化瘀，止痛通络。

方解

方中重用生地黄补气生津，辅以白芍、丹参柔肝而和营。白芍有较好的强体、抗炎、镇痛作用；丹参能改善微循环，增强病变局部之营养。

三药合用可濡养肌筋, 和营气而利血脉。佐以桃仁、郁金、延胡索、半枝莲、生甘草化瘀活血, 清解湿热余毒, 行气止痛。诸药合用, 可气行瘀化, 营畅络通, 疼痛麻木之候则自然消除。

凉血解毒汤

[处方]

连翘、生地黄各 16 克, 泽泻 6 克, 车前子 11 克, 龙胆草、黄芩、栀子、牡丹皮、木通、生甘草各 7 克。

[制法]

水煎服, 每天 1 剂。每日分 3 次温服。

[功效]

清热解毒, 清热化湿。

[方解]

方中的龙胆草、黄芩清肝泻火; 连翘、栀子、生甘草清热解毒; 生地黄、牡丹皮活血凉血; 木通、车前子、泽泻清热化湿。

红花甘草汤

[处方]

红花 (后下) 3 克, 瓜蒌 45～60 克, 生甘草 3～6 克, 板蓝根 28 克。

[制法]

水煎服, 每天 1 剂。重者可每天服 2 剂。饭后服。

功效

解毒清热，止痛润燥。

方解

方中的瓜蒌味甘，性寒，清热而不伤阴，润燥而不滞气机，故本方重用瓜蒌以疏理宣通气机，润肝缓急止痛，配以红花活血止痛，燥润互用，以提高瓜蒌止痛、活血之功；生甘草清热补中，调和诸药，加用板蓝根以增强清热止毒之力。

升清透邪散加味

处方

蝉蜕、熟大黄、炮鳖甲、桂枝、路路通各 6 克，白僵蚕、王不留行各 8 克，姜黄 5 克，白芷、郁金各 11 克，千年健、丝瓜络各 16 克。

制法

每日 1 剂，水煎服，每日 2 次，早晚各服 1 次。

功效

通络止痛，升清透邪。

方解

方中的白僵蚕、王不留行、姜黄、白芷、郁金清热透邪；蝉蜕、路路通、炮鳖甲具有通络散结的特性；熟大黄有泻火通便的效果，有助于清理肠道积热；千年健和丝瓜络有滋养调理的作用。

疏肝益气散加减

处方

香附、地龙各 7 克, 柴胡、枳壳、黄芩、当归、郁金各 8 克, 黄芪、徐长卿各 28 克, 白芍 18 克, 川芎、延胡索各 11 克, 甘草 6 克。

制法

水煎, 每日 1 剂, 每日早晚 2 次服。

功效

清热解毒, 通络止痛。

方解

方中的柴胡疏肝解郁; 黄芩清解肝热; 当归、白芍柔肝养血, 缓急止痛; 地龙清热解毒, 通络; 黄芪行滞通痹, 敛疮生肌; 徐长卿止痛, 止痒; 延胡索、郁金、香附、川芎活血止痛; 甘草清热解毒, 调和诸药。诸药合用, 共奏活血理气、益气扶正、清热解毒、通络止痛之功。

第七章　骨伤科疾病

第一节　骨关节炎

 肩 周 炎

　　肩周炎是肩关节周围炎的简称，俗称凝肩、五十肩，是以肩部逐渐产生疼痛，夜间为甚，逐渐加量，肩关节活动功能受限而且日益加重，致一定程度后逐渐缓解，直至最后完全复原为主要表现的肩关节囊及其周围韧带、肌腱和滑囊的慢性特异性炎症。此病的多发年龄在 50 岁左右，女性发病率略高于男性，多见于体力劳动者。若是得不到有效的治疗，严重者会导致肩关节活动受限。

　　中医认为，老年人肝肾渐衰，气血虚亏，筋肉失于濡养，若受创伤或风寒湿邪侵袭，易致肩部静脉不通，气血凝滞，筋肉挛缩而变生诸证。发病起初肩部呈阵发性疼痛，多数为慢性发作。

 三痹汤

处方

　　续断（酒浸炒）、杜仲（姜汁炒）、防风、桂枝、人参、茯苓、当归、炒白芍、炒黄芪、牛膝（酒浸炒）、炙甘草各 15 克，秦艽、生地黄、川芎、独活各 9 克，细辛 5 克。

[制法]

加生姜3片,大枣1枚,水煎服。每日1剂。

[功效]

活血祛风,散寒除湿。

[方解]

方中的续断、杜仲、牛膝、川芎活血祛瘀,强健筋骨;防风、细辛、秦艽、独活祛风散寒、胜湿止痛;桂枝、当归、炒白芍温通经脉、散寒止痛;人参益肾气、助肾阳;茯苓利水渗湿;炒黄芪补气以行血、补气以通痹;生地黄清热凉血;炙甘草调和诸药。

温通解凝汤

[处方]

制川乌、当归、羌活、秦艽、忍冬藤、独活、炒白芍各12克,生地黄15克,姜黄、延胡索、丹参、桂枝、香附各9克,甘草3克。

[制法]

水煎服。每日1剂,每日服2次。

[功效]

温经通络,活血止痛。

[方解]

方中制川乌温经散寒,祛风湿,治痹证尤宜,为君药。桂枝温经散寒、通络止痛,丹参活血化瘀,延胡索为血中气药,尤善治一身上下内外各种疼痛,三者为臣药。佐以香附行气通滞,又为气中血药,合延胡索,其通滞止痛之力尤著。当归、生地黄、炒白芍补血活血。姜黄和血行气, 调和一身之血气, 合桂枝横通肢节, 引诸药直达病所。秦艽、羌活、独活、忍冬藤祛风除湿。甘草调和诸药, 为使药。众药共奏温经通络、活血止痛、祛风解凝之功。

身痛逐瘀汤

处方

秦艽、羌活、香附各 3 克, 川芎、甘草、没药、五灵脂、地龙各 6 克, 桃仁、红花、牛膝、当归各 9 克。

制法

水煎服。每日 1 剂。

功效

活血行气, 祛瘀通络。

方解

方中牛膝、地龙舒筋活络, 强壮筋骨; 秦艽、羌活祛风胜湿, 通络止痛; 当归活血补血, 散寒止痛; 桃仁、红花、没药、五灵脂活血化瘀, 行气止痛; 香附、川芎行气活血; 甘草调和诸药。诸药相合, 活血而不伤血, 化瘀而不伤正。

上肢宣痹洗剂

处方

黄芪 30 克, 桂枝、鸡血藤各 20 克, 刘寄奴、防风各 12 克, 威灵仙、当归、红花、羌活各 10 克, 千年健 15 克。

<u>功效</u>

温经通络。

<u>制法</u>

水煎熏洗, 每剂加黄酒或陈醋 2 两, 每 2 日 1 剂, 每日熏洗 2 次, 熏汤可重复使用。

<u>方解</u>

方中的黄芪、刘寄奴、当归、红花益气活血, 血活则气行, 瘀化则筋舒; 鸡血藤、威灵仙、防风、千年健祛风除湿, 舒筋活络; 桂枝、羌活入肺、胃、心经, 药性主升, 为除痹痛引经之要药。

黄芪桂枝五物汤

<u>处方</u>

黄芪、芍药、桂枝各 9 克, 生姜 18 克, 大枣 4 枚。

<u>制法</u>

水煎服。每日 1 剂。

<u>功效</u>

益气温经, 和血通痹。

<u>方解</u>

方中的黄芪甘温益气, 补在表之卫气; 桂枝散风寒而温经通痹, 与黄芪配伍, 益气温阳, 和血通经; 芍药养血和营而通血痹; 生姜辛温, 疏散风邪; 大枣甘温, 益气养血; 生姜、大枣又能和营卫, 调诸药。

第二节 其他骨科疾病

骨髓炎

骨髓炎，是一种骨的感染和破坏，由需氧或厌氧菌、分枝杆菌及真菌引起。骨髓炎好发于长骨，糖尿病患者的足部，或由于外伤，或手术引起的穿透性骨损伤等部位也是多发部位。儿童最常见患病部位为血供良好的长骨，如胫骨或股骨的干骺端。

临床上常见有反复发作，严重影响身心健康和劳动能力。急性骨髓炎起病时高热、局部疼痛，转为慢性骨髓炎时会有溃破、流脓、死骨或空洞形成。重症患者常危及生命，有时不得不采取截肢的应急办法，致患者终身残疾。

壁虎散

【处方】

壁虎40份，丹参、丹皮、蒲公英、紫花地丁各20份，人工牛黄1份。

【制法】

将上药共研细末，装入胶囊。每次服4～6克，日服2～3次。

【功效】

消炎止痛，活血化瘀。

方解

　　方中的壁虎咸寒, 以消肿散结、祛腐生肌见长, 伍以丹参、丹皮, 活血化瘀; 蒲公英、紫花地丁、人工牛黄清热解毒、消炎止痛, 用治一切痈疡肿毒, 均有良好的疗效。

复骨汤

处方

　　金银花、熟地黄各 20 克, 黄芪、野葡萄根各 30 克, 鹿角片、川芎、蚤休各 10 克, 当归 8 克, 补骨脂 15 克, 白芷、炙甘草各 5 克。

制法

　　水煎服。每日 1 剂, 日服 2 次。

功效

　　清热解毒, 扶正和营。

方解

　　方中的金银花、蚤休、野葡萄根清热解毒、抗菌消炎; 黄芪、当归、熟地黄、鹿角片补诸虚、填精髓、助阳固本, 且黄芪又为治疮要药; 当归、川芎活血散瘀、和营通络; 补骨脂补益肝肾、壮筋骨; 白芷祛风湿, 活血排脓, 生肌止痛; 炙甘草调和诸药。诸药合用则具有清热解毒、扶正和营之功。

骨痨汤

处方

　　虎杖、瓜子金、锦鸡儿各 16 克, 金银花、紫花地丁各 30 克, 赤芍 9

克, 牛膝、甘草各 6 克, 徐长卿 12 克, 当归 18 克, 皂角刺 15 克, 骨痨片 (徐学春方, 蜈蚣、地鳖虫、制乳没、参三七、红花、炮山甲, 现在炮山甲一般用炮鳖甲替代, 依法制成片剂) 适量。

[制法]

水煎服。每日 1 剂, 日服 2 次。

[功效]

清热解毒, 活血祛瘀。

[方解]

方中的虎杖、金银花、紫花地丁清热解毒; 徐长卿活络安神、祛风湿; 赤芍、牛膝、锦鸡儿、当归活血化瘀; 瓜子金、皂角刺、甘草化痰散结; 配入骨痨片, 以增化瘀、散结、通络之功。诸药合用, 共奏清热解毒、活血破瘀、化痰散结之功。

骨髓炎方

[处方]

骨碎补、牛膝各 12 克, 熟地黄、太子参、川芎、黄芪、茯苓各 15 克, 补骨脂、威灵仙、防风、木瓜各 10 克。

[制法]

水煎服。每日 1 剂, 日服 2 次。

[功效]

补脾益肾, 强筋健骨。

[方解]

方中的熟地黄、补骨脂、川芎补肾养血; 太子参、黄芪、茯苓健脾益气，并辅之以防风、牛膝、威灵仙、木瓜、骨碎补等祛风湿、通经络、健骨强筋。诸药合用，共奏补脾肾、益气血、通经络、祛邪毒、促其愈合之功。

颈椎病

颈椎病，又名颈椎综合征，是一种以退行性病理改变为基础的疾患。此病是由颈椎长期劳损、骨质增生，或椎间盘突出、韧带增厚，致使颈椎脊髓、神经根或椎动脉受压，出现的一系列功能障碍的临床综合征。

此病的临床症状较为复杂，有颈背疼痛、上肢无力、手指发麻、下肢乏力、行走困难、头晕、恶心、呕吐，甚至视物模糊、心动过速及吞咽困难等。颈椎病的临床症状与病变部位、组织受累程度及个体差异有一定关系。

白芍葛根汤

处方

白芍 45 克，葛根 20 克，炙麻黄 3 克，桂枝 9 克，甘草 6 克。

制法

每日 1 剂，水煎 2 次，取汁 300 毫升，分 2 次服用。5 剂为 1 个疗程，可连服 5～8 个疗程。

功效

养血柔肝，祛风止痛。

方解

方中重用白芍，故为主药，既可养血柔肝，使筋有所生，肝有所养，又可通脉络、缓挛急、止疼痛。现代药理研究证实，白芍配甘草，能解除中枢性及末梢性肌肉痉挛，以及因痉挛引起的疼痛。且白芍味酸，麻桂辛温，一散一收，散而不伤阴，收而不留邪。葛根解肌止痉，濡润筋脉，主治项背强痛。本方有养血柔肝、润筋养阴之功。

养血通经汤

处方

熟地黄 15～25 克，丹参、桑枝、生麦芽、当归尾各 10 克，鹿衔草 10～15 克，骨碎补 15 克，肉苁蓉 6～10 克，生蒲黄 20～25 克，鸡血藤 15～20 克，蛇蜕 6 克。

制法

水煎服。每日 1 剂，日服 2 次。

功效

养血通经，祛风止痛。

方解

方中用熟地黄、肉苁蓉补益肝肾以培其本；丹参、当归尾养血活血；鸡血藤、生蒲黄配以桑枝、生麦芽活血通经，鹿衔草、骨碎补壮筋健骨；蛇蜕祛风止痛。全方以补为主，以通为用，乃立方之大意，故用之颇效。

搜风通络汤

处方

葛根 20～30 克，全蝎 10～12 克，蜈蚣 2 条，乌蛇、赤芍、川芎、自然铜、穿山甲（鳖甲替代）、木瓜各 13～15 克，鹿衔草 20 克，黑木耳 10～12 克，甘草 6 克。

制法

水煎服。每日 1 剂，日服 2 次。

功效

搜风通络，活血祛风。

方解

方中的全蝎、蜈蚣、乌蛇配鹿衔草、穿山甲（鳖甲替代）、木瓜以搜风、祛湿、通络，佐以川芎、赤芍、自然铜活血祛风。用葛根者，取其引经、舒筋之效。黑木耳活血化瘀，甘草和中缓急、解毒、调和诸药。综观全方，本方可以改善脊髓、神经根及颈椎血液循环及营养状态，缓解肌肉痉挛等作用。

益气活血散风汤

处方

黄芪、党参、丹参、白芍、生地黄、桃仁、红花、香附、地龙、穿山甲（鳖甲替代）、土鳖虫、威灵仙各 9～12 克。

制法

水煎服。每日 1 剂，日服 2 次。

功效

益气活血，祛风通络。

方解

方中的黄芪、党参补气；桃仁、红花、丹参活血化瘀；并用除瘀攻坚通脉之土鳖虫、穿山甲（鳖甲替代）、地龙；以香附理血中之气而止痛；白芍、生地黄柔肝缓急；加用威灵仙祛风湿、利关节以通经络。颈项强硬者加葛根。全方益气活血，祛风通络，舒筋止痛，可能有促使椎间孔周围关节囊滑膜充血水肿消退的作用，对减轻或解除神经根、脊髓的压迫具有积极作用，从而获得较满意的疗效。

骨 质 疏 松

骨质疏松是一种全身性骨病，主要是由于骨量丢失与降低、骨组织微结构破坏、骨脆性增加，导致患者容易出现骨折的全身代谢性骨病。此病的发病率与性别、年龄、种族、地区、饮食习惯等因素有关，女性的发病率大大高于男性。

骨质疏松属于中医"骨痹""骨痿"的范畴。按照病因，可分为原发性和继发性。原发性的往往病因不够明确；继发性骨质疏松病因明确，常因内分泌代谢疾病（如甲亢、甲旁亢等）引起，也可因药物作用（如激素等）影响到骨代谢引发。

珍骨胶囊

处方

淫羊藿、肉苁蓉、紫河车、党参、三七、两面针各适量。

制法

制成胶囊,口服,每日3次,每次4片,饭后服用。

功效

健脾益肺,祛风除湿。

方解

方中的淫羊藿补肾壮阳、祛风除湿,肉苁蓉具有补肾阳、益精血、润肠通便等功效,二者为君。紫河车补气、养血、益精,党参补中益气、健脾益肺,两药合用,补体气之虚,益气养血,气行则血行,治疗瘀血阻滞之证,共为臣药。辅以三七消肿定痛、补虚止血,两面针行气止痛,活血化瘀,祛风通络。本方共奏补肾养血、活血通络止痛之功效。

龟鹿补骨方

处方

鹿角胶、龟甲各6克,熟地黄、怀山药各15克,山茱萸、枸杞子、菟丝子、煅狗骨各10克。

制法

水煎服。每日1剂。

功效

补肾壮阳,补血滋阴。

方解

　　方中的鹿角胶补肾壮阳、益精补血,龟甲滋阴潜阳、补益筋骨,二味为血肉有情之品,阴阳双补,生气血精髓,共为君药;熟地黄补血滋阴,怀山药补脾固本,煅狗骨强筋壮骨,为臣药;佐以山茱萸、枸杞子、菟丝子补肝肾,益精髓。诸药合用,共奏育阴涵阳、补骨强身之功。

壮骨活血汤

处方

　　杜仲、淫羊藿、赤芍、鹿角胶(烊化)、熟地黄、怀山药、山茱萸、枸杞子、骨碎补各 15 克,丹参 30 克,桃仁、当归、川芎各 10 克。

制法

　　上方水煎服,水煎成 400 毫升。每日 1 剂,分 2 次服。

功效

　　活血通络,温补肾精。

方解

　　方中的杜仲、淫羊藿、鹿角胶温补肾精,为君药;熟地黄、怀山药、山茱萸、枸杞子滋肝养阴,为臣药;骨碎补、丹参、赤芍、桃仁、当归、川芎活血通络,接骨续断,为佐药。

左归丸合虎潜丸

处方

　　熟地黄 24 克,菟丝子(酒洗,蒸熟)、山药、龟甲胶(酒炒)、枸杞子（炒）、山茱萸各 12 克，川牛膝 9 克，鹿角胶 120 克，知母（酒炙）、白芍（酒炒）各 6 克，锁阳 4.5 克，虎骨（可用牛骨代替）3 克，黄柏（敲碎）250 克，炙干姜 1.5 克。

[制 法]

将上药为末，酒糊丸或粥丸。每丸重 9 克，每次 1 丸，日服 2 次。空腹淡盐汤或温开水送下。

[功 效]

滋阴补肾，填精益髓。

[方 解]

方中的熟地黄、龟甲胶、山茱萸、菟丝子、白芍滋阴养虚，补肝肾之阴；锁阳、鹿角胶温阳益精，养筋润燥；枸杞子益精明目；黄柏、知母泻火清热；虎骨、川牛膝强腰膝，健筋骨；山药、炙干姜温中健脾。

◣ 右归丸合理中丸 ◢

[处 方]

熟地黄 24 克，山药、枸杞子、菟丝子、鹿角胶、杜仲各 12 克，肉桂、熟附子各 6 克，当归、山茱萸、人参、白术、炙甘草、干姜各 9 克。

[功 效]

温中祛寒，填精益髓。

[制 法]

将上药为末，酒糊丸或粥丸。每丸重 9 克，每次 1 丸，日服 2 次。空腹淡盐汤或温开水送下。

方解

　　方中的熟附子、肉桂温补命门之火，以强壮肾气；熟地黄、枸杞子、山茱萸、杜仲、菟丝子养血补肾生精；人参、山药、白术、炙甘草健脾益气；干姜温振脾阳；当归养血和营；鹿角胶为血肉有情之品，温养督脉。

第八章　五官科疾病

第一节　眼科疾病

近视

近视，是指视近物清晰、视远物模糊的眼病。高度近视者，眼珠较为突出，远视力显著减退，为了视物清晰，不得不移近所视目标，且常眯目视物。大多数学者认为，近视与多种因素有关，包括遗传因素、环境因素、不良用眼习惯等。

近视常见的分类方法有三种，分别依据近视度数、屈光成分和病程进展进行分类。近年来，我国近视发生率呈明显上升趋势。据统计，我国人口近视发生率约为 33%，是世界平均水平（占总人口的 22%）的 1.5 倍。

定志丸

处方

远志（去心）、人参各 5 克，葛蒲、茯苓 10 克，朱砂 0.15 克（不宜入煎剂）。

制法

蜜为丸，每日 1 丸。

功效

清肝镇心。

方解

方中的人参补心气,菖蒲开心窍,茯苓能交心气于肾,远志能通肾气于心,朱砂色赤,清肝镇心,心属离火,火旺则光能及远也。

近视眼丸

处方

五味子、枸杞子、青葙子各 20 克,黄芪 25 克,桑葚、覆盆子各 15 克,桃仁、红花、鸡血藤、远志、野菊花、决明子各 12 克,石菖蒲、升麻各 10 克,冰片 0.15 克。

制法

将上药共研为极细末,炼蜜为丸,每丸重 9 克。每次服 1 丸,白开水送服,每日早、晚各 1 次。同时,每日做眼保健操 3 次。2 个月为 1 个疗程,每半个月测视力 1 次。

功效

活血通络,清肝明目。

方解

方中的枸杞子、桑葚、覆盆子、五味子补益肝肾,黄芪补气益肝,桃仁、红花、鸡血藤活血通络,远志、石菖蒲清心开窍,野菊花、决明子、青葙子清肝明目,升麻升清载药上行,冰片芳香走窜通络。诸药合用,共奏补益肝肾、活血通络、清肝明目之功。

青年近视汤

[处方]

覆盆子、菟丝子、怀山药各 15 克，党参、白术、桑螵蛸各 9 克，焦六曲 16 克。

[制法]

水煎服。每日 1 剂，日服 3 次。

[功效]

健脾益肾。

[方解]

方中的桑螵蛸入肝肾经，益阴生精，功专收涩；覆盆子入肝肾经，益肾固精，补肝明目；菟丝子不温不燥，平补阴阳而补肾养肝；党参补中益气，健脾助运；白术补脾燥湿；焦六曲消食和胃；怀山药益脾肾，培补后天之本。诸药合用，健脾固肾涩精，补先天不足，精血充沛，神光发越而视远，可增强视功能，提高视力。

角膜炎

角膜炎，是指因外界病原体或自身疾病等因素导致角膜组织发生炎性病变，属中医"黑睛翳"范畴。角膜位于眼球最前面，直接与外界接触，易受到微生物、外伤及理化刺激因素的损害而发生炎症。

临床上，角膜炎表现为视物模糊、疼痛、畏光和流泪等刺激症状及明显的视力减退。按照致病原因，可以将角膜炎分为感染性、免疫性、营养不良性、神经麻痹性和暴露性等。感染性角膜炎多发生于角膜中央区,而免疫性角膜病易发生于角膜周边部位。

泻青丸

处方

当归、龙胆草、川芎、山栀、大黄、羌活、防风各30克。

制法

将上药共研极细末,炼蜜为丸,如梧桐子大。每服6克,日服2次,竹叶煎汤加砂糖温开水化下,小儿剂量酌减。也可改用饮片作汤剂水煎服,各药用量按常规剂量酌定。

功效

清肝泻火。

方解

方中龙胆草、大黄、山栀泻肝胆实火;合以当归、川芎养肝血以防火热伤及肝血;羌活、防风疏散火邪。合而用之,共奏清肝泻火之功。

大青叶汤

处方

板蓝根、大青叶、金银花各15克,羌活、黄连、黄芩、黄柏、栀子、野菊花、决明子各10克,荆芥、防风、生甘草各6克。

制法

水煎服。每日1剂,日服3次。

功效

祛风解毒，清热解毒。

方解

方中的板蓝根、大青叶、金银花、野菊花、决明子清热解毒；黄连、黄芩、黄柏、栀子清热泻火；羌活、荆芥、防风祛风解毒；生甘草解毒，调和诸药。合而用之，共奏祛风清热、泻火解毒之功。

祛风解毒汤

处方

蒲公英、金银花各 20 克，柴胡、蔓荆子、栀子各 12 克，龙胆草、赤芍、防风各 15 克，荆芥、白芷各 10 克，木通、生甘草、茯苓各 8 克。

制法

水煎服。每日 1 剂，日服 2～3 次。

功效

清热解毒，利水健脾。

方解

方中的蒲公英、金银花、栀子、龙胆草清热解毒，泻火明目；柴胡疏肝解郁；赤芍凉血活血；防风、荆芥、白芷、蔓荆子祛风解表；茯苓、木通利水健脾；生甘草解毒，调和诸药。诸药合用，共奏祛风清热、利水健脾之功。

二决消炎丸

处方

蝉蜕、白蒺藜、谷精草、青葙子、密蒙花、木贼草、石决明、决明子、黄连各30克,当归、赤芍各15克。

制法

将上药共研极细末、过筛。另以生地黄、元参各30克,煎成水剂,调入诸药粉,制成小丸后备用。每服9克,日服2次,儿童减半,温开水送服。服药时可配合阿托品、金霉素眼药膏涂眼和眼部热敷等方法治疗。

功效

清热祛风,凉血养血。

方解

方中的决明子、黄连、谷精草、青葙子、密蒙花清肝明目;石决明平肝潜阳;蝉蜕、白蒺藜、木贼草祛风退翳;当归、赤芍、生地黄凉血养血;元参滋阴降火。诸药合用,共奏清热祛风、凉血养血之功。

银翘散加减方

处方

桑叶、金银花、连翘、蒲公英各12克,甘草5克,芦根15克,薄荷、木通各3克,桔梗、炙桑皮、竹叶、菊花、黄芩各9克,荆芥、龙胆草各6克。

制法

水煎服。每日1剂,日服2次。

疏风清热。

方解

方中的金银花、连翘、蒲公英、菊花、黄芩、龙胆草清热解毒；桔梗、炙桑皮宣肺利气；竹叶清心除烦；芦根清热生津；薄荷、桑叶、荆芥疏散风热；木通清热利水；甘草解毒，调和诸药。诸药合用，共奏疏风清热之功。

白内障

白内障，是由许多因素，如老化、遗传、代谢异常、外伤、辐射、中毒和局部营养障碍等，引起晶状体囊膜损伤，使其渗透性增加、丧失屏障作用，导致晶状体代谢紊乱、晶状体蛋白发生变性，形成混浊的疾病。60 岁后的老年人，此病发病率随年龄的增长不断递增，是导致老年患者失明的主要原因之一。此病属于中医学"圆翳内障"的范畴，可辨证分为肝肾亏虚型、脾胃气虚型、阴虚阳亢型等。

白内障的早期症状一般不明显，仅表现为轻度的视物模糊。眩光等异常中期以后，晶状体混浊逐渐加重，视物模糊的程度也随之加重，并可能出现复斜视、近视，最终可能导致失明。

内障三奇丸

处方

蕤仁霜（20%），甘菊花（40%），车前草子（40%）。

制法

将上药共研为细末, 水泛为丸, 如梧桐子大, 贮瓶备用。每次服 5 克, 日服 2 次, 温开水送下。同时配用斗障散眼药: 威灵仙液丸制炉甘石 500 克, 飞朱砂 5 克, 牛黄 3 克, 麝香 1.5 克, 冰片 50 克。共研为极细末贮瓶密封, 每晚取少许点 1 次。

功效

清热凉血。

方解

方中的蕤仁霜清热解毒, 利湿通淋; 甘菊花凉血止痛; 车前草子有利尿、清热解毒的功效, 可以促进尿液排泄, 清除湿热。

石斛夜光丸

处方

天门冬、人参、茯苓各 60 克, 五味子(炒)、石斛、肉苁蓉、川芎、炙甘草、枳壳(炒)、青葙子、防风、黄连、犀牛角(可用水牛角 3 倍量代)、羚羊角(山羊角代)各 15 克, 菊花(酒浸)、山药、枸杞子各 21 克, 牛膝、苦杏仁各 22.5 克, 麦冬、熟地黄、生地黄各 30 克, 决明子 24 克。

制法

将上药共研为极细末, 炼蜜为丸, 如梧桐子大, 贮瓶备用。每服 3～9 克, 日服 2 次, 黄酒或淡盐汤送下, 也可以用温开水送服。

功效

清热泻火, 滋养肝肾。

方解

　　方中的生地黄、熟地黄、天门冬、麦冬、枸杞子、牛膝、山药、人参、茯苓、五味子（炒）、石斛、肉苁蓉、炙甘草滋养肝肾，益脾补虚；合以黄连、犀牛角（可用水牛角 3 倍量代）、羚羊角（山羊角代）、菊花（酒浸）、青葙子、决明子、防风，清热泻火，明目祛风；川芎、苦杏仁、枳壳（炒）理气活血，宣肺化痰。诸药合用，共奏滋养肝肾、清热泻火、益脾明目之功。

祛障明目汤

处方

　　熟地黄、云苓、党参、炒山药各 15 克，枸杞子、当归、女贞子、沙苑子、白芍、菊花、黄精、制首乌各 12 克，川芎 9 克，红花、车前子、神曲、夏枯草各 10 克，陈皮 6 克。

制法

　　水煎，每日 1 剂，早、晚饭后 2 次分服。

功效

　　滋补肝肾，平肝明目。

方解

　　方中的沙苑子、枸杞子、女贞子、熟地黄、白芍、当归、制首乌滋补肝肾，育阴养血；党参、黄精、云苓、炒山药、神曲、陈皮补中益气，健脾和胃，以达精血充足，肝气条达，疏泄畅通；菊花、夏枯草、车前子清泄肝胆郁热，畅利气机之运行，升清降浊，平肝明目；红花、川芎活血通经。全方共奏祛障明目之功效。

第二节　耳科疾病

 耳聋

　　耳聋，又称听力损害、听力丧失、听力功能受损、失聪、听障。耳聋是听觉传导通路发生器质性或功能性病变导致不同程度听力损害的总称。一般认为语言频率平均听阈在26dB（分贝）以上时称为听力减退或听力障碍。

　　耳聋的病因复杂，有先天性和后天性因素。其中，化脓性中耳炎是传导性耳聋中最主要的致聋疾病。按照病变部位及性质，耳聋可以分为四类：传导性聋、感音神经性聋、混合性聋和中枢性聋。

化瘀复聪汤

处方

　　丹参、葛根各30克，赤芍、当归、三棱、郁金各12克，川芎、石菖蒲各15克，香附、地龙、路路通各9克。

制法

　　水煎服。每日1剂，日服2次。

功效

　　行气通窍，活血化瘀。

方解

方中的川芎、赤芍、当归、三棱活血化瘀，香附、郁金行气通脉，地龙、路路通疏通经络，葛根、石菖蒲宣通耳窍，再配以重剂丹参活血。诸药合用，既可行血分之瘀阻，又能解气机之郁滞。

通窍益气汤

处方

蔓荆子、软柴胡、川芎、桃仁泥、红花、赤芍各10克，粉葛根、黄芪、丹参各30克，青葱管5根。

制法

水煎服。每日1剂，日服2次。

功效

升阳通窍，益气活血。

方解

方中的蔓荆子、粉葛根、软柴胡升发清阳，丹参、赤芍、川芎、桃仁泥、红花活血化瘀，黄芪益气升阳，青葱管引诸药通耳窍之闭。诸药协同，共奏升阳通窍、益气活血之功。

新麻杏石甘汤

处方

石菖蒲、防己各6克，苦杏仁10克，葶苈子、甘草、炙麻黄各3克。

制法

水煎服。每日1剂，日服2次。

功效

宣肺通窍。

方解

方中的炙麻黄、苦杏仁、葶苈子宣肺散邪；石菖蒲通窍；防己苦寒入肺、膀胱经，能清热利尿通闭；甘草和中并调和诸药。诸药合用共奏宣肺通窍之功。

中耳炎

中耳炎，指的是各种致病因素导致中耳鼓室、鼓窦、乳突和咽鼓管等部位的炎症，好发于儿童。耳包括外耳、中耳和内耳三部分。以鼓膜为界，鼓膜外侧为外耳，鼓膜内侧为中耳。

中耳炎分为非化脓性和化脓性两大类。非化脓性者包括分泌性中耳炎、气压损伤性中耳炎等；化脓性者有急性和慢性之分。中耳炎源于细菌以及病毒感染，可由感冒、流感、鼻窦炎等疾病引起。

泽苓汤

处方

泽泻、茯苓各15～30克，石菖蒲10～15克。

制法

水煎服。每日1剂，日服3次。

【功效】

利湿祛痰，开通耳窍。

【方解】

方中的泽泻有利水渗湿之功，使清气上升而除头目诸疾；茯苓健脾利水，助泽泻去痰湿；石菖蒲味辛性温，辛者串通九窍，温则化痰去痰湿，能助茯苓、泽泻化痰祛浊，且石菖蒲的开窍作用可能对咽鼓膜起到扩张作用。

吹耳散

【处方】

蛀竹屑粉 30 克，五倍子（焙焦存性）、枯矾各 15 克，青黛 9 克，川黄连、轻粉、冰片、硼砂各 3 克。

【制法】

先将蛀竹屑粉、五倍子、枯矾、青黛、硼砂、川黄连共研细末，再入轻粉、冰片同研细末和匀，贮瓶备用，勿泄气。同时，在吹药前，先将患耳内脓液拭净，急性耳炎用洗耳方（芙蓉叶 15 克，苦参 9 克，煎水取汁）洗耳；慢性耳炎用药棉棒蘸氯霉素眼药水入耳腔内转动拭耳后，再取本散少许（约 0.1 克），均匀吹入患耳腔内。净耳、拭耳后吹药，每日吹 4～6 次，症重者每 2 小时吹 1 次，10 天为 1 个疗程，未愈，停药 1 天，再继续如上法用药 1 个疗程，至愈为止。

【功效】

清热祛湿，祛腐排脓。

方解

方中的君药以蛀竹屑粉消炎祛湿，排脓止痛，本品为民间治疗脓耳（即化脓性中耳炎）之有效单方，其消炎解毒、祛湿排脓之功颇著；臣药以川黄连、青黛清热泻火解毒；硼砂、冰片、轻粉芳香通窍，消炎解毒，祛腐排脓；佐以五倍子、枯矾祛湿排脓，止痛敛疮。诸药配伍为用，共奏清热祛湿、祛腐排脓、解毒敛疮之功。

升青流气饮

处方

青皮、乌药、蔓荆子各6克，黄芪、紫苏叶、大腹皮各10克，柴胡、川芎、石菖蒲、升麻、木香各3克。

制法

水煎服。每日1剂，日服2次。

功效

调理气机，升清开窍。

方解

方中的木香、乌药，具有消积滞、辟邪气、导滞气功能；青皮、蔓荆子疏肝散结、破气止痛；紫苏叶散发风气、顺气化痰；大腹皮协调寒热失和、疏瘀滞、开郁结；川芎行气开郁、上行头目、破瘀血、生新血；升麻、柴胡升清降浊；用黄芪益气，气盛则更能反映出诸药的作用；石菖蒲用以开窍。

柴胡白冬饮

处方

柴胡、白芷、栀子、赤芍各 15 克，冬瓜仁、蒲公英各 30 克，泽泻 20 克，龙胆草 10 克，甘草 6 克（10 岁以下儿童剂量酌减）。

制法

水煎服。每日 1 剂，日服 3 次。

功效

泻火解毒，利水通窍。

方解

方中的柴胡、龙胆草清肝泻火；蒲公英、甘草、栀子清热解毒泻火；冬瓜仁、泽泻利尿泄毒；白芷、赤芍祛风凉血，通窍止痛。诸药协同，共奏泻火解毒、利水通窍之功。热去毒解，则耳疾可愈。

第三节　鼻科疾病

鼻窦炎

鼻窦炎，为鼻科常见疾病，是由病毒、细菌或真菌引起的鼻窦感染。致病菌多数为化脓性球菌，如肺炎双球菌、葡萄球菌和卡他球菌。主要症状是鼻塞、流胶涕和头痛，常常伴嗅觉减退或丧失，一般无传染性，无遗传性。

按照临床类型，鼻窦炎分为急性鼻窦炎和慢性鼻窦炎。急性鼻窦炎多由上呼吸道感染引起，细菌与病毒感染可同时并发；

慢性鼻窦炎较急性者多见，常为多个鼻窦同时受累。急性鼻窦炎的发病率较高，所有人群都可能发生，尤其是儿童、老人等全身免疫力较低者。

◀ 群芳煎 ▶

处方

金银花、夏枯花各 20 克，野菊花、苦参各 15 克，辛夷花、黄芩、苍耳子、白蒺藜各 12 克，玉簪花 6 克。

制法

水煎服。每日 1 剂，日服 2 次。

功效

轻清上透，芳香宣窍。

方解

方中的金银花甘寒，能解毒疗疮；夏枯花味苦，可消瘰散结；辛夷花味甘，可治鼻塞流涕、不闻香臭；野菊花之辛苦能消痈肿疗毒；玉簪花之甘辛寒可消痈肿，一般用根，而此方用花。并加黄芩苦寒，泻火清肺；苦参味苦，清热消痈；苍耳子味苦，祛风除痹；白蒺藜味苦能平肝消风。

◀ 鼻渊散 ▶

处方

芙蓉叶、香白芷、辛夷花各 15 克，细辛 3 克，冰片 1.5 克。

制法

将上药共研细末，贮瓶备用，勿泄气。临证用药前，先用药棉棒将鼻腔涕液拭净，再取本散适量（约 0.15 克）用吹药器吹入患者鼻腔内或令患者用鼻吸入。每次吹 2～3 下，每日吹 3 次。

功效

疏风泄热，宣肺通窍。

方解

方中的香白芷、辛夷花、细辛疏风散寒，宣肺通窍以复肺气宣发之用；入芙蓉叶、冰片清热消炎，通窍止痛以清泄伏热，通窍清脑。诸药配伍为用，一清一温，清温并用，共奏疏风泄热、宣肺通窍之功。

◀ 通鼻汤 ▶

处方

升麻、穿山甲（鳖甲代）、王不留行、鹿角霜各 9 克，白芷 15 克，辛夷 12 克，鱼腥草、蒲公英、薏苡仁、花粉、黄芪各 18 克，甘草 3 克。

制法

水煎服。每日 1 剂，日服 3 次。

功效

祛风除湿，托里通窍。

方解

方中的升麻、白芷、辛夷宣散升清，通窍散风；蒲公英、鱼腥草、薏苡仁以祛鼻窍之湿热；鹿角霜为血肉有情之品，温补督脉，强精益血；

穿山甲（鳖甲代）、王不留行活血消肿、消炎；甘草调和诸药，配黄芪、花粉调和阴阳，更能增强补气阴之功，亦能温通鼻窍。诸药协同，共奏祛风除湿、败毒排涕、托里通窍之功。

蒲黄败酱汤

处方

蒲公英 13 克，生黄芪、夏枯草各 8 克，败酱草、辛夷花、苍耳子、没药、丹皮各 10 克，鱼腥草 20 克，皂角刺 6 克，生甘草 3 克。

制法

水煎服。每日 1 剂，日服 3 次。

功效

清肺解毒，活血行瘀。

方解

方中的鱼腥草、蒲公英、夏枯草、败酱草、生甘草清肺解毒；辛夷花、苍耳子泄热；没药、丹皮、皂角刺活血行瘀；加生黄芪托里排脓。诸药相伍，切中病机，故收效颇著。

清热消肿汤

处方

蒲公英 30 克，野菊花 12 克，黄芩、鱼腥草、败酱草、辛夷花、白芷各 15 克，板蓝根、苍耳子、蔓荆子、赤芍、桔梗各 10 克，川芎、藁本各 6 克，炙甘草 3 克。

【制 法】

水煎服。每日1剂,分2次,饭后1小时服。

【功 效】

疏风清热,活血消肿。

【方 解】

方中重用蒲公英、野菊花、鱼腥草、败酱草、黄芩、板蓝根清热解毒、抗菌消炎;兼佐以辛夷花、苍耳子、白芷、桔梗、藁本、蔓荆子以祛风、排脓、止痛;因久病入血络,鼻黏膜呈慢性充血、肥厚,故加赤芍、川芎以活血消肿;炙甘草调和诸药。诸药协同,共奏祛风清热、活血消肿之功。

加味辛夷散

【处 方】

辛夷花、藁本、黄芪、菊花、苦丁茶、防风、川芎、羌活、独活、白僵蚕、升麻、薄荷、甘草、白芷、荆芥各30克,苍耳子、蔓荆子各60克,细辛15克。

【制 法】

将上药共研细末,备用。每取10克,在临睡前用沸开水冲泡、取汁服,药渣于次日临睡前再冲泡服1次。

【功 效】

祛风泻火,托里败毒。

【方 解】

方中以辛夷花、苍耳子、细辛、蔓荆子、羌活、独活、防风、白芷、升麻、薄荷、藁本、荆芥、白僵蚕、川芎等之辛泻肺气而散火；佐以黄芪、甘草、菊花、苦丁茶之甘平泻火而益气。病因热郁化火, 药用辛散, 是用"火郁发之"之义。泡取汁服, 是取其气之轻清, 不欲其味之重浊, 以利药上行, 直达病所, 因而获效更捷。

酒糟鼻

酒糟鼻, 也称酒渣鼻, 又称为"赤鼻""鼻疮""糟鼻子"等, 是由于肺胃积热上蒸, 复遇风寒犯上, 血瘀凝滞而成, 或因嗜酒之人, 酒气熏蒸, 复遇风寒之邪, 交阻肌肤所致。此病是好发于颜面、鼻部周围的慢性炎性皮肤病。

中医临床常分三型治疗, 即肺胃积热型, 治则清泄肺胃积热；热毒炽盛型, 治则清热解毒；痰湿蕴热型, 治则除湿化痰清热。酒渣鼻的病因尚不清楚, 嗜酒嗜烟、过食辛辣、冷热刺激等均可使颜面血管运动神经失调, 致毛细血管长期扩张而促发此病。

解毒散结散

处方

葶苈子、生石膏、黄芩各18克, 枇杷叶、桑白皮、玄参、麦冬、赤茯苓、车前子、厚朴、鱼腥草各16克, 熟大黄8克, 枳实11克。

制法

将上药浸泡3小时, 然后煎熬半小时左右, 取汁400毫升。每日1

剂，分 2 次饭后服，每次 200 毫升。有丘疹、脓疱者再煎取汁湿敷患处，15 天为 1 个疗程。治疗期间宜清淡饮食，忌食辛辣及肥甘厚腻之品，戒烟酒。

[功效]

清肺泄热，解毒散结。

[方解]

方中的桑白皮、葶苈子清肺化痰；赤茯苓、车前子引热下行；生石膏、黄芩、鱼腥草、枇杷叶清肺除热；熟大黄、厚朴、枳实泻火通便，使太阴之热下移于阳明大肠，而从后阴而泻；玄参、麦冬性味甘凉濡润，既能清热泻火，解毒散结，又能滋阴养津。诸药合用，清肺泄热，祛痰利湿，因势利导，邪去正安。

白皮消斑饮

[处方]

黄芩、桑白皮、生地黄各 16 克，赤芍、夏枯草、白花蛇舌草、山楂、石膏各 28 克，百部、牡丹皮各 18 克，白芷 8 克，酒大黄、甘草各 3 克。

[制法]

水煎服。每日 1 剂，每日 2 次温服。

[功效]

杀虫止痒，清泻肺胃。

[方解]

方中的黄芩、桑白皮、石膏、百部清肺胃积热；生地黄、牡丹皮、赤芍凉血消斑；夏枯草、白花蛇舌草、酒大黄清热解毒；山楂活血化瘀；白芷散风除湿、消肿排脓、美白；甘草调和诸药。

疏肝解郁汤

处方

甘草5克，柴胡、薄荷、黄芩、栀子、当归、赤芍、红花、莪术、陈皮各8克。

制法

将药品用清水浸泡半小时，大火煎20分钟，然后小火煎10分钟，取浓缩液100毫升，纱布过滤后装入无菌瓶中。每日2次，每次50毫升，温热内服。

功效

活血理气，舒肝解郁。

方解

方中的柴胡解热消炎，疏肝解郁；薄荷泄热解毒；栀子、黄芩清热泻火利湿，善清肺胃之湿热；当归活血补气；赤芍、红花、莪术活血化瘀；陈皮理气燥湿，并减少皮脂的分泌；甘草补气调和诸药。

清热凉血汤

处方

赤茯苓18克，生地黄25克，赤芍、当归、黄芩各16克，红花、川芎、陈皮各8克。

[制 法]

每日1剂,水煎服,每日分3次温服。

[功 效]

凉血活血,清热解郁。

[方 解]

方中的赤茯苓、生地黄、赤芍、当归、红花清热凉血活血;黄芩清热凉血;川芎、陈皮行气解郁消食。

清泻脾胃散加味

[处 方]

防风、石膏各28克,栀子7克,藿香18克,甘草11克。

[制 法]

水煎,每日1剂,每日分2次服。

[功 效]

清泻脾胃。

[方 解]

方中石膏辛寒、栀子性味苦寒,清降并用,直清脾胃之火热;重用防风,升散脾胃之火,取其"火郁发之"之意;藿香芳香醒脾,振奋脾胃之气;甘草补中调和诸药。诸药合用,共奏清降脾胃伏火,使阳明恢复主降之功。

慢 性 鼻 炎

慢性鼻炎,是持续4周以上或炎症反复发作的鼻腔黏膜和黏膜下层的慢性炎症,以鼻塞、流涕等不适症状为主要表现,可持续数月以上或呈反复发作状态,在间歇期内仍不能完全恢复正常,严重影响患者的生活质量。

根据慢性鼻炎的病理和功能紊乱的程度,可以分为慢性单纯性鼻炎和慢性肥厚性鼻炎。前者是以鼻黏膜肿胀、分泌物增多为特征的鼻黏膜慢性炎症,后者是以黏膜、黏膜下层甚至骨质的局限性或弥漫性增生肥厚为特点的鼻腔慢性炎症。

发散风寒汤

处方

桃仁、白芍、白术、苍耳子、大枣、辛夷花、乌梅各13克,黄芪、薏苡仁各11克,大贝母6克,芦根、鱼腥草各16克,防风8克,甘草4克。

制法

7剂为1个疗程,水煎服。每日1剂,每日分2次温服。

功效

发散风寒,辛温通窍。

方解

方中以黄芪、白术、防风、甘草、大枣固表益气;苍耳子、辛夷花祛风以开肺窍;桃仁、薏苡仁、大贝母、芦根、鱼腥草化痰清肺以涤肺络;乌梅、白芍敛肺脱敏,消补兼施而获效。

散寒止痛汤

处方

苍耳子、川羌、防风、蔓荆子、白芷、石菖蒲、黄芩各 13 克, 川芎、辛夷各 16 克, 金银花 28 克, 野菊花、鱼腥草各 18 克, 细辛 3 克, 甘草、薄荷各 6 克。

制法

水煎服。每日 1 剂, 每日分 2 次服, 早晚各 1 次。

功效

解毒清热, 通窍散寒。

方解

方中的辛夷、苍耳子、石菖蒲通窍；金银花、野菊花、鱼腥草解毒清热、消炎抗菌；川羌、防风、细辛、蔓荆子、薄荷祛风胜湿、止痛散寒；黄芩清泄肺热；川芎止痛活血；白芷解热排脓；甘草补中调和诸药。

辛温通窍饮

处方

白芍、桂枝、生姜各 9 克, 大枣 12 枚, 黄芪、白术各 16 克, 防风 3 克, 辛夷、薄荷各 11 克, 川芎、生甘草各 13 克。

制法

用水浸泡方药约半小时, 然后用大火煎药至沸腾, 再以小火煎煮 30 分钟, 薄荷后下煎煮 15 分钟。温服, 每日分 3 次服用。

功效

益气散寒，辛温通窍。

方解

方中的桂枝散寒辛温，通达鼻窍；白芍收敛营阴，缓急止涕；生姜、防风助桂枝通窍散寒；黄芪固表益气；白术益气健脾；辛夷开窍散寒；薄荷辛凉通窍；川芎行气开窍理血；大枣、生甘草和中益气，清利鼻窍，兼防辛散药伤气。

滋液润燥汤

处方

生地黄汁 80 毫升，百合 14 克，麦冬 168 克，半夏 24 克，人参 9 克，粳米 18 克，大枣 12 枚，炙甘草 6 克，苍耳子 8 克，辛夷 16 克，白芷 28 克，薄荷 2 克。

制法

用水浸泡方药约半小时，然后用武火煎药至沸腾，再以文火煎煮半小时；薄荷、辛夷后下煎煮 20 分钟。温服，每日分 3 次服用。

功效

通达鼻窍，滋阴润燥。

方解

方中的百合滋阴清热；生地黄汁凉血清热，生津养阴；麦冬养阴生津，滋阴润燥；人参生津益气；半夏开胃行津，调畅气机，降肺止逆，并制约滋补药壅滞；苍耳子、辛夷、白芷，辛温透达，芳香开窍；薄荷性味辛凉通窍, 兼防辛温药伤津; 粳米、大枣, 补脾益胃, 化生阴津; 炙甘草益气缓急。

利湿通窍汤加味

处方

牡丹皮、紫草、苍耳子、辛夷花、防风、木通各16克, 白芷、川芎、鹅不食草、连翘各18克, 细辛、黄芩各13克, 生姜3片, 葱白3根后放。

制法

水煎服。每日1剂, 分2次服, 早晚各1次。

功效

疏风清热, 宣肺益气。

方解

方中的辛夷花、苍耳子、鹅不食草、生姜、葱白散寒祛风通窍; 白芷、木通、细辛、防风宣肺化饮, 消肿排脓; 川芎、牡丹皮、紫草化瘀活血通络; 黄芩、连翘清热利湿, 泻火解毒, 消痈散结。全方共奏宣肺散寒、祛风通络、解毒化瘀、消肿利湿之功。

第四节　咽喉科疾病

喉 喑

喉喑,是指以声音嘶哑为主要特征的喉部疾病。喉喑有虚、实之分,实证者多由风寒、风热、痰热犯肺,肺气不宣,邪滞喉窍,声门开合不利而致。虚证者多由脏腑虚损,喉窍失养,声户开合不利而致。

此病初期多为实证,临床辨证多属风寒、风热或肺热壅盛,肺气不宣;病久则多为虚证或虚实夹杂证,临床辨证多属肺肾阴虚、肺脾气虚或血瘀痰凝,喉窍失养。治疗此病时,在辨证用药的基础上,应配合运用利咽开音法。

消息利咽汤

处方

蒲公英、夏枯草、鱼腥草各30克,胖大海、茯苓、赤芍、蝉衣、丹参、生甘草各10克。

制法

水煎服。每日1剂,分2～3次口服。

功效

清热解毒,化痰散结。

方解

方中的蒲公英、鱼腥草、生甘草清热解毒, 夏枯草清热化痰散结, 胖大海养阴清热润肺开音, 丹参、赤芍、茯苓活血渗湿, 蝉衣搜风通络。诸药合用, 共奏消热解毒、活血化痰、消息利咽之功。

二汤消息汤

处方

败酱草、牛蒡子、全瓜蒌、夏枯草各15克, 百合、沙参、茯苓、前胡、法半夏各12克, 全当归、白术、赤芍、桔梗各10克。

制法

水煎服。每日1剂, 日服2次。

功效

健脾渗湿, 宣肺利气。

方解

方中的败酱草、夏枯草清热解毒, 化痰散结; 全瓜蒌、前胡、法半夏、桔梗、牛蒡子宣肺利气, 化痰散结; 百合、沙参养阴润肺; 白术、茯苓健脾渗湿; 全当归、赤芍活血通络。诸药合用, 共奏清热化痰、宣肺健脾、养阴活血之功。

红花解毒汤

处方

蒲公英、金银花、败酱草各20克, 鳖甲、海藻、红花、桃仁、郁金、川黄柏、知母各10克, 生甘草6克。

制法

水煎服。每日1剂, 日服1～2次, 10剂为1个疗程。

功效

清热养阴, 化瘀散结。

方解

方中的蒲公英、金银花、败酱草清热解毒, 川黄柏、知母清热养阴, 鳖甲、海藻软坚散结, 红花、桃仁、郁金活血祛瘀、通络散结, 生甘草解毒并调和诸药。诸药合用共奏清热解毒、化瘀散结之功。

慢性咽炎

慢性咽炎, 是指长时间发生于咽部黏膜、黏膜下和淋巴组织的弥漫性炎症, 以成年人常见。此病的主要特征是咽部不适、发痒、发干、灼热、刺痛, 以及咽部分泌物比较黏稠等。此病的病程长, 症状顽固, 不易治愈。

此病属于中医学"喉痹"的范畴, 多由肝肾阴虚、虚火上炎所致。此病也可以是某些全身性疾病的局部表现, 如贫血、糖尿病、肝硬化及慢性肾炎等。治疗此病应以滋阴清热、化痰利咽为主。

金果饮

处方

生地黄、玄参、麦冬、陈皮、胖大海各等分。

制法

将上药制成糖浆剂。每服 15 毫升,日服 3 次。亦可改用饮片作汤剂水煎服,各药用量按常规剂量酌定。

方解

方中的玄参清热养阴利咽,生地黄、麦冬滋阴润燥,更佐以胖大海利咽开音,陈皮理气化痰。诸药合用,共奏养阴生津、清热利咽之功。

五福化毒丹

处方

犀牛角 (3 倍量水牛角代)、甘草、朴硝各 9 克,桔梗 30 克,生地黄、赤茯苓、牛蒡子各 15 克,连翘、玄参各 18 克,青黛 6 克。

制法

将上药共研细末,炼蜜为丸,如龙眼大 (约 3 克)。每服 1 丸,薄荷汤研化下,日服 2 次。

功效

清热凉血。

方解

方中的犀牛角 (3 倍量水牛角代)、生地黄、玄参清热凉血;桔梗、甘草宣肺泄热利咽;赤茯苓利水健脾;朴硝通腑泄热,使热毒从二便排出;青黛清热解毒;连翘、牛蒡子凉血解毒,且牛蒡子、玄参、桔梗又均为清热利咽要药。诸药合用,共奏清热凉血、解毒消肿之功。

加味增液汤

处方

金银花 30 克, 连翘、生地黄、玄参、麦冬、生石膏各 15 克, 牡丹皮、白芍、甘草、竹叶、车前草、薄荷各 10 克。

制法

水煎服。每日 1 剂, 代茶频饮, 可连服 3 ～ 5 剂。

功效

清热解毒。

方解

方中的玄参、麦冬、生地黄增液以滋阴固其本; 生石膏、竹叶泄气分之火; 牡丹皮、白芍泻血分之火; 薄荷使郁火上散; 车前草清热利水而引毒火下行; 金银花、连翘清热解毒（败毒）; 甘草解毒泻火调和诸药。诸药合用, 共成滋阴泻火败毒之剂。

第五节 口腔科疾病

鹅口疮

鹅口疮, 又名雪口病, 是由口腔念珠菌感染引起的口腔黏膜急性假膜性损害。通常表现为颊黏膜、嘴唇内侧等部位出现类似凝乳状的白色膜状物。此病无明显的季节性, 常见于禀赋不足、体质虚弱、营养不良、久病久泻的小儿, 尤以早产儿、新生儿多见。

此病是由心脾积热所致，主要表现为颊黏膜、舌头表面或者口咽部表面的白色斑片。不同年龄的患者有不同的特征性表现，患儿主要表现为烦躁不安、啼哭、吸乳困难，成年患者表现为口干、烧灼不适、轻微疼痛。

青梅散

处方

生石膏、硼砂各 2.5 克，人中白、青黛、黄连、没药、乳香各 1 克，冰片 0.3 克。

制法

将上药共研细末。每取少许搽口中，日数次。

功效

清热泻火。

方解

方中的生石膏、青黛、黄连清热泻火，没药、乳香活血散瘀，人中白、冰片、硼砂解毒敛疮生肌。合而用之，共奏清热泻火、活血敛疮之功。

甘露饮

处方

生地黄 15 克，天门冬、麦冬、茵陈、石斛各 9 克，酒黄芩、连翘各 6 克，枳实、炒山栀、竹叶 5 克，莲子心、甘草各 3 克，灯心草 1 克。

制法

水煎服。每日 1 剂, 日服 2 ～ 3 次。

功效

养阴生津, 清热解毒。

方解

方中的生地黄、天门冬、麦冬、石斛养阴生津, 凉血解毒; 配以酒黄芩、连翘、炒山栀、竹叶、灯心草清心脾之火; 茵陈清湿热; 枳实畅气机; 莲子心清心安神; 甘草解毒, 并调和诸药。诸药合用, 共奏清热解毒、养阴生津之功。

清热泻脾散

处方

栀子、生地黄、黄连、茯苓各 9 克, 生石膏 15 克, 黄连、灯心草各 3 克。

制法

将上药共研细末。每次 3 ～ 6 克, 水煎服。也可用饮片作汤剂水煎服, 各药用量按常规剂量酌定。

功效

清热泻火, 健脾渗湿。

方解

方中的栀子、生石膏、黄连清热泻火, 佐以茯苓健脾渗湿, 灯心草清心安神, 生地黄凉血清热。合而用之, 共奏清热、泻火、解毒之功。

慢 性 牙 周 炎

　　慢性牙周炎，又被称为破坏性牙周病，主要是由局部因素引起的牙周支持组织的慢性炎症。发病年龄以35岁以后较为多见。如果牙龈炎未能及时治疗，炎症可由牙龈向深层扩散至牙周膜、牙槽骨和牙骨质而发展为牙周炎。

　　牙周炎的主要症状是牙根红肿、质地松软、探诊出血、牙周袋溢脓和牙齿松动。此病是一种破坏性疾病，与微生物、宿主反应有关，是导致我国成人牙齿丧失的主要原因。在局部致病因素中，牙菌斑是最主要的致病因素。

固齿散

处方

　　滑石粉18克，甘草粉6克，朱砂面3克，雄黄、冰片各15克。

制法

　　将上药共研为细末。早、晚刷牙后，每取药末少许撒患处；或以25克药面兑60克生蜜之比，调和后早、晚涂擦患处。

功效

　　清热解毒，消肿止痛。

方解

　　方中重用滑石粉清热收湿，合诸药共奏上述之功效。又因外用，药达病所，故奏效甚好。

解毒汤

处方

金银花、川黄柏、知母、蒲公英各 15 克，牡丹皮、升麻、茯苓、连翘各 10 克，生甘草 8 克。

制法

水煎服。每日 1 剂，日服 3 次。

功效

清热解毒，渗湿健脾。

方解

方中的金银花、连翘、蒲公英清热解毒；川黄柏、知母清热养阴；牡丹皮、升麻凉血解毒，且升麻善载药上行，直达病所；茯苓渗湿健脾，交通心肾；生甘草解毒，调和诸药。诸药合用，共奏清热解毒之功。

复方竹叶汤

处方

黄连、竹叶各 6 克，生地黄、连翘各 12 克，牡丹皮、升麻、大黄各 10 克，生石膏 30 克（先煎），天花粉 15 克。

制法

水煎服。每日 1 剂，日服 2 次。

功效

清心降火，祛风解毒。

方解

方中的黄连、竹叶、连翘清心降火；生地黄、牡丹皮、大黄凉血清热，且大黄还有通腑泄热之功；生石膏清阳明胃热；升麻祛风解毒，能载药上行；天花粉养阴生津，以免热盛伤阴之弊。合而用之，共奏清心火、泄胃热、凉血解毒之功。

三生止痛汤

处方

生地黄 12 克，生石膏、生甘草各 15 克，骨碎补、刺蒺藜、川黄柏、防风、白菊花各 10 克。

制法

水煎服。每日 1 剂，日服 2 次。

功效

疏风清热，消肿止痛。

方解

方中的生地黄、骨碎补滋阴益肾，凉血行血；生石膏、生甘草、白菊花清热泻火；川黄柏清热燥湿；防风、刺蒺藜祛风止痛。合而用之，共奏疏风清热、消肿止痛之功。

细辛碎补汤

处方

细辛、升麻各 3 克，连翘、牙皂、骨碎补各 9 克，白蒺藜 12 克，荆芥、牛蒡子各 6 克，薄荷 4.5 克。

[制法]

水煎服。

[功效]

清热疏风，散结止痛。

[方解]

方中的细辛疏风解热，开窍止痛；骨碎补壮腰肾，续筋骨，活血止痛，合细辛同为主药；配白蒺藜、连翘、荆芥、薄荷散寒清热，疏风止痛；牛蒡子、牙皂疏风消肿，散结止痛；升麻升阳透表，引药效达痛所。合而用之，对实热或虚火牙痛均有清散之功。